어제 그리고 과거 어느 날에 대한 4주의 추억

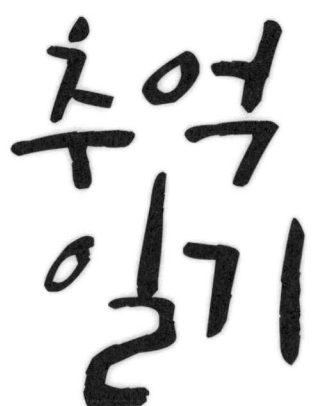

추억 작성자

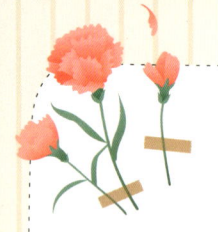

우리의 사랑하는
아버지, 그리고 어머니께!

감사와 사랑의 마음을 가득 담아
부모님께 선물하는 마음으로 4주의 '추억일기'를 개발했습니다.

분주하고 치열한 시대를 살아 내시느라 고생 많으셨던 우리의 부모님!
열정 가득했던 그 시기를 지나
황혼기 아니 '새로운 봄날'에 접어든 부모님께
자녀의 마음으로 존경과 사랑의 마음을 가득 표현하고 싶습니다.

지난 시간을 돌아보며 행복하고 기뻤던 추억의 아름다움을 기억하고,
더 예쁜 추억을 만들기 위해 꿈 목록을 적고 실행해 보며
매일매일 더 행복하셨으면 좋겠습니다.

손으로 꼭꼭 눌러 일기를 작성하고 컬러링 도안에 마음에 드는 색으로
색칠하는 활동을 통해 색채감각, 손 감각, 생각의 흐름을 유지하고
문장을 구성하기 위한 집중력을 유지하면서
뇌 전반의 자극이 일어납니다.

추억 일기와 함께하는 4주 동안 부모님의 과거와 현재
그리고 미래가 더욱 생생해질 것이라고 믿습니다.

추억일기 개발팀 드림

'추억일기'의 구성

추억일기는 "나의 꿈 목록", "어제의 추억", "과거 어느 날의 추억"으로 구성되어 있습니다.

"나의 꿈 목록"

4주간 실천 하고 싶은 "나의 꿈 목록"을 작성하고 실행해봅니다.
미래의 꿈을 작성해보는 것은 삶의 방향성,
동기부여, 자기인식, 긍정적 사고와
성취감, 만족감을 향상시키는 데에 도움을 줍니다.

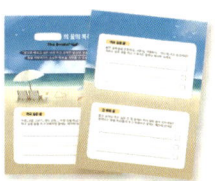

 * 지인이나 자녀분들이 부모님의 꿈을
   함께 이루어주시면 더욱 좋습니다.

"어제의 추억"

단기 기억을 자극하는 하루 전 날의
날씨, 식사, 느꼈던 감정 등을 회상하면서
뇌의 단기 기억 저장과 인출 능력을 향상시켜줍니다.

"어느 날의 추억"

과거를 회상할 수 있는 일러스트 그림을 주제로 제시하고
과거의 특별한 사건이나 추억을 일기에 기록하면서
오랫동안 잊고 지냈던 기억을 되살릴 수 있습니다.
이를 통해 중장기 기억을 더욱 공고히 하는데 도움을 받을 수 있으며
새로운 의미를 발견하거나 당시의 감정을 되새기면서
기억이 더욱 생생하게 유지될 수 있습니다.

 * 개인 사진을 부착해서 사용하시면 더욱 좋습니다.

_____ 의 꿈의 목록
The bucket list

"앞으로 해보고 싶은 나의 작고 소박한 일상의 꿈을 적어보세요
꿈을 이루어가는 소소한 행복을 경험할 수 있을 거예요"

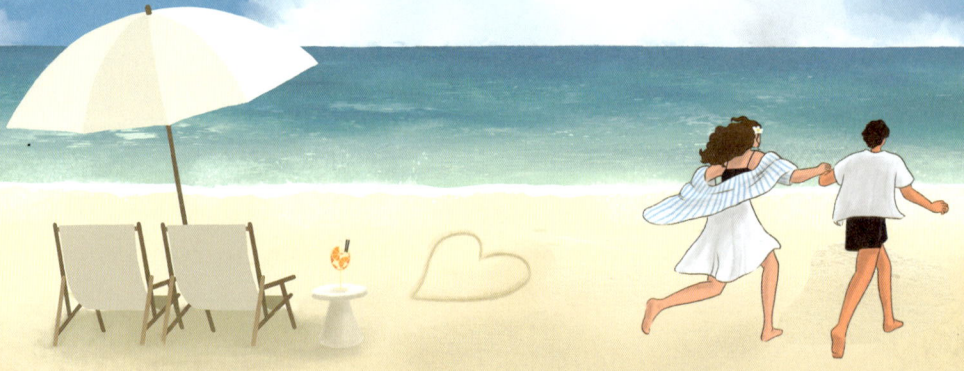

하고 싶은 꿈

수영, 그림 그리기, 영어 공부... 어떤 것을 하고 싶으세요?
하고 싶은 일을 적고 이루어진 꿈에는 체크해 보세요

_____ ☐

_____ ☐

_____ ☐

가고 싶은 꿈

놀던 골목길과 초등학교, 신혼집, 겨울바다... 어디에 가고 싶으세요?
가보고 싶은 곳을 적고 이루어진 꿈에는 체크해 보세요

_____ ☐

_____ ☐

_____ ☐

그 밖의 꿈

갖고 싶거나 먹고 싶은 것 등 앞에서 적지 않은 꿈이 있으세요?
생각나는 꿈을 자유롭게 적고 이루어진 꿈에는 체크해 보세요

_____ ☐

_____ ☐

_____ ☐

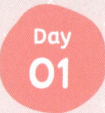

Day 01 '어제'의 추억

어제 날짜와 날씨

년 월 일 요일

어제 일어나고 잠든 시간

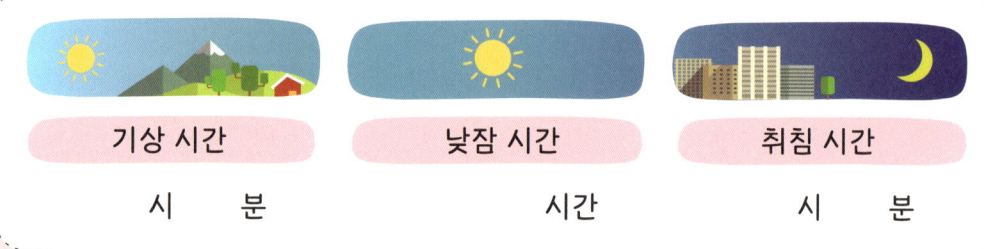

기상 시간

시 분

낮잠 시간

시간

취침 시간

시 분

어제 먹은 음식 밥상을 그리고 음식 이름을 적어주세요

아침

점심

간식

저녁

- **어제 먹은 약** 무슨 약인지 적어주세요

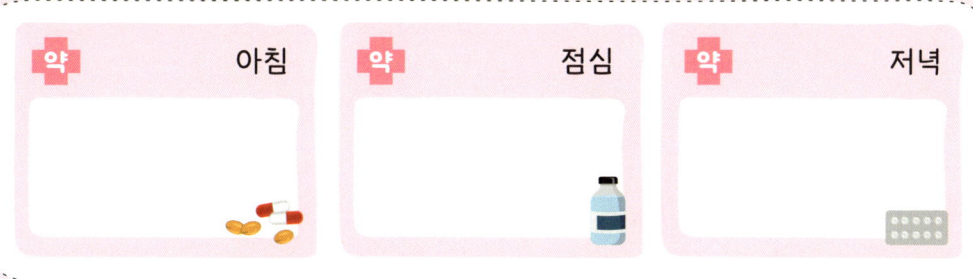

- **어제 운동한 시간** 예) 산책 30분, 헬스 30분

- **어제 느꼈던 기분과 이유** 함께 들어있는 감정카드를 참고해 작성해주세요

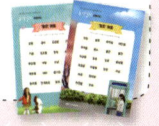

- **어제의 나를 칭찬하거나 감사할 내용** 예) 귀찮았지만 운동하러 나가서 대견하다

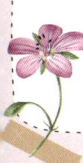

'어느 날'의 추억

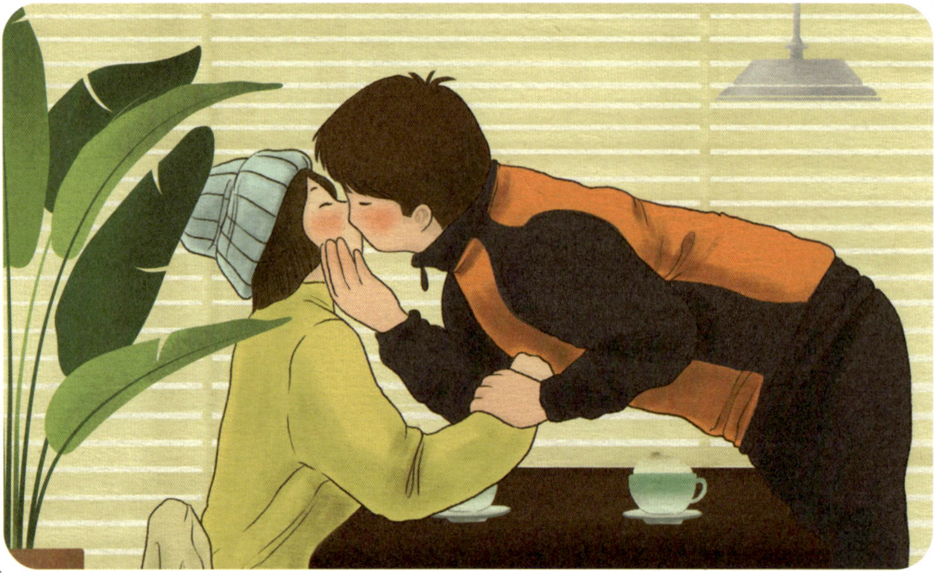

색칠해 보세요

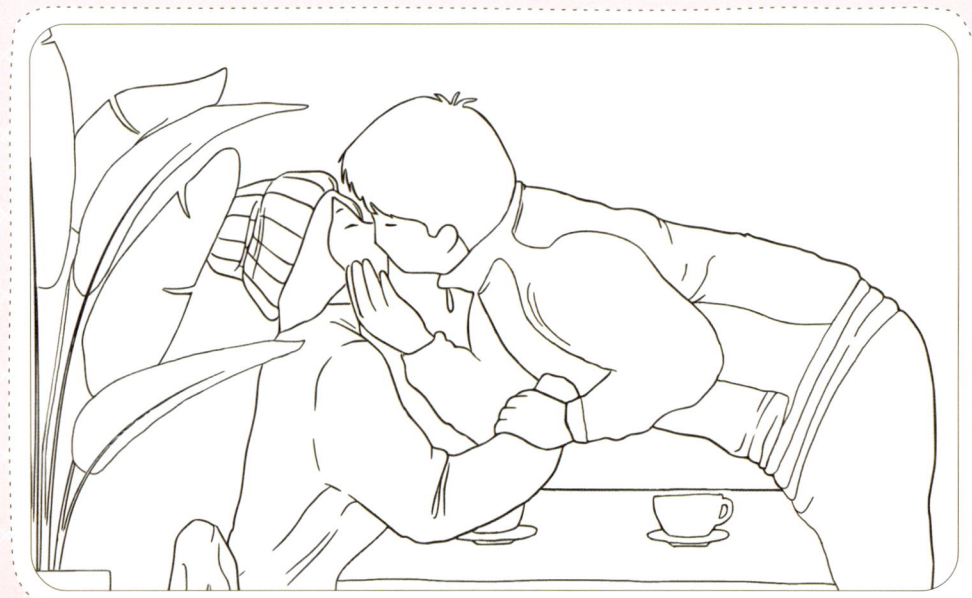

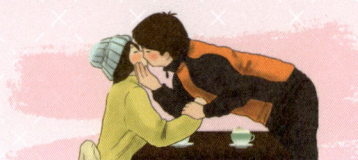

그림의 제목을 지어주세요

생각나는 일이나 사람이 있나요?
예) 소꿉놀이, 고무줄, 비석치기하던 친구 미정이가 생각난다

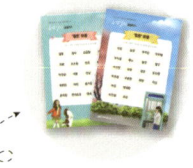

어떤 기분이 들었어요?
함께 들어있는 감정카드를 참고해 작성해주세요

나의 추억을 그림이나 글(시, 편지 등)로 표현해 주세요

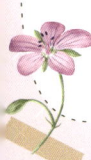

Day 02

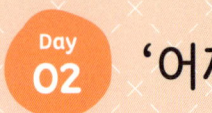

'어제'의 추억

● 어제 날짜와 날씨

년 월 일 요일

● 어제 일어나고 잠든 시간

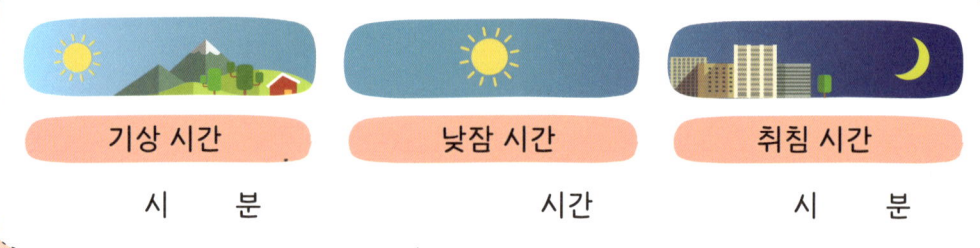

기상 시간

시 분

낮잠 시간

시간

취침 시간

시 분

● 어제 먹은 음식 밥상을 그리고 음식 이름을 적어주세요

아침

점심

간식

저녁

- 어제 먹은 약 무슨 약인지 적어주세요

- 어제 운동한 시간 예) 산책 30분, 헬스 30분

- 어제 느꼈던 기분과 이유 함께 들어있는 감정카드를 참고해 작성해주세요

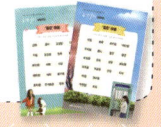

- 어제의 나를 칭찬하거나 감사할 내용 예) 귀찮았지만 운동하러 나가서 대견하다

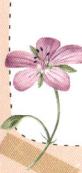

'어느 날'의 추억

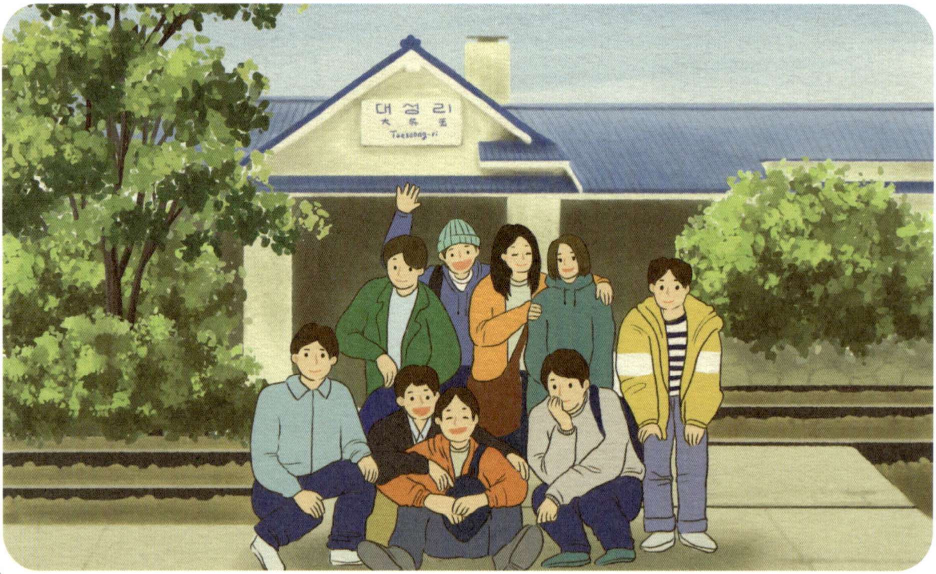

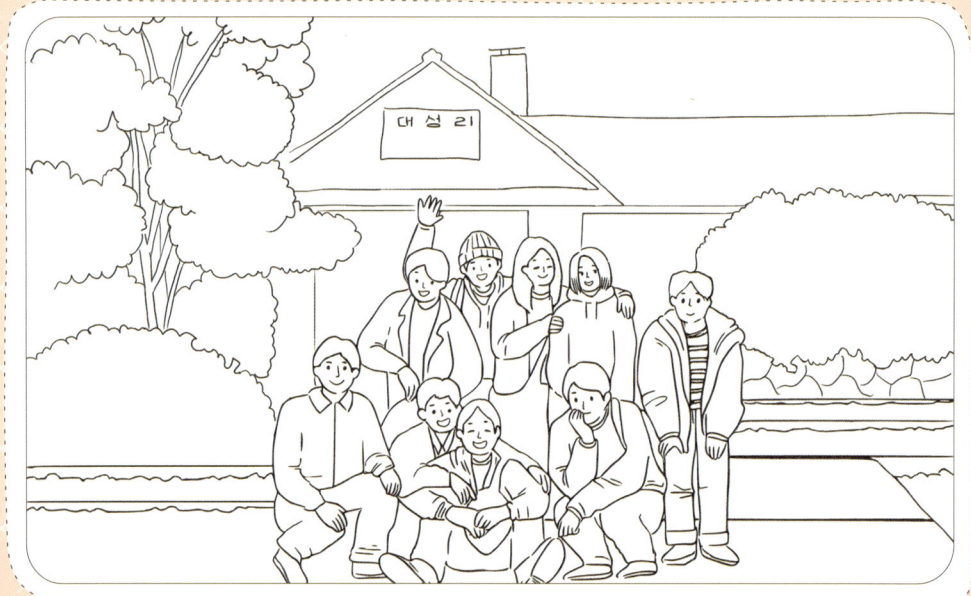

색칠해 보세요

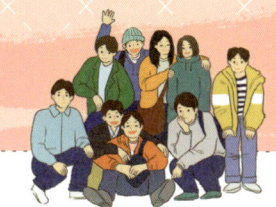

그림의 제목을 지어주세요

생각나는 일이나 사람이 있나요?
예) 소꿉놀이, 고무줄, 비석치기하던 친구 미정이가 생각난다

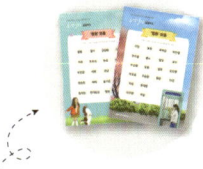

어떤 기분이 들었어요?
함께 들어있는 감정카드를 참고해 작성해주세요

나의 추억을 그림이나 글(시, 편지 등)로 표현해 주세요

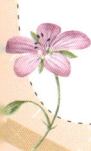

Day 03

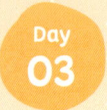

'어제'의 추억

● 어제 날짜와 날씨

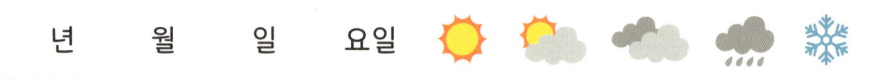

년 월 일 요일

● 어제 일어나고 잠든 시간

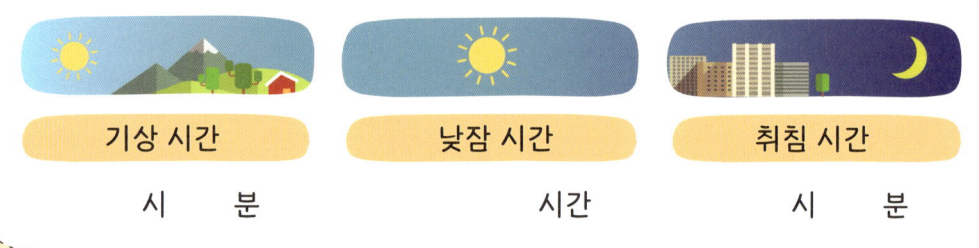

기상 시간	낮잠 시간	취침 시간
시 분	시간	시 분

● 어제 먹은 음식 밥상을 그리고 음식 이름을 적어주세요

아침

점심

간식

저녁

- **어제 먹은 약** 무슨 약인지 적어주세요

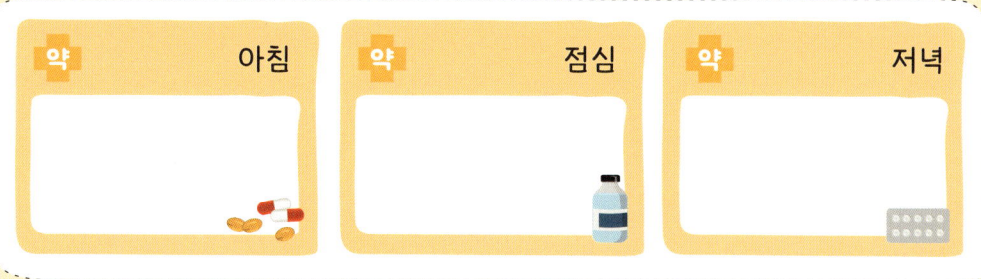

- **어제 운동한 시간** 예) 산책 30분, 헬스 30분

- **어제 느꼈던 기분과 이유** 함께 들어있는 감정카드를 참고해 작성해주세요

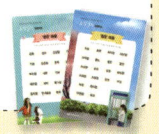

- **어제의 나를 칭찬하거나 감사할 내용** 예) 귀찮았지만 운동하러 나가서 대견하다

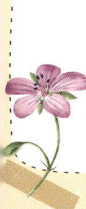

'어느 날'의 추억

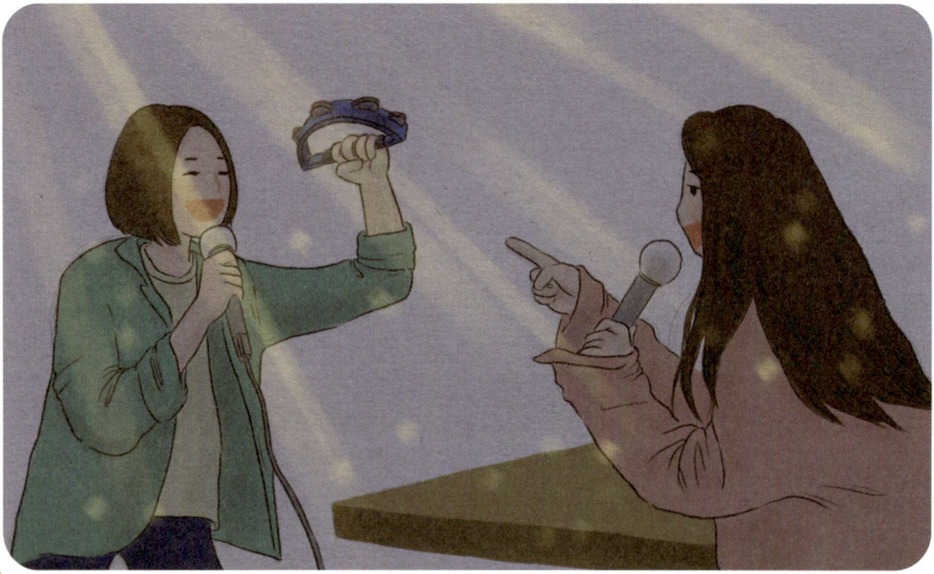

색칠해 보세요

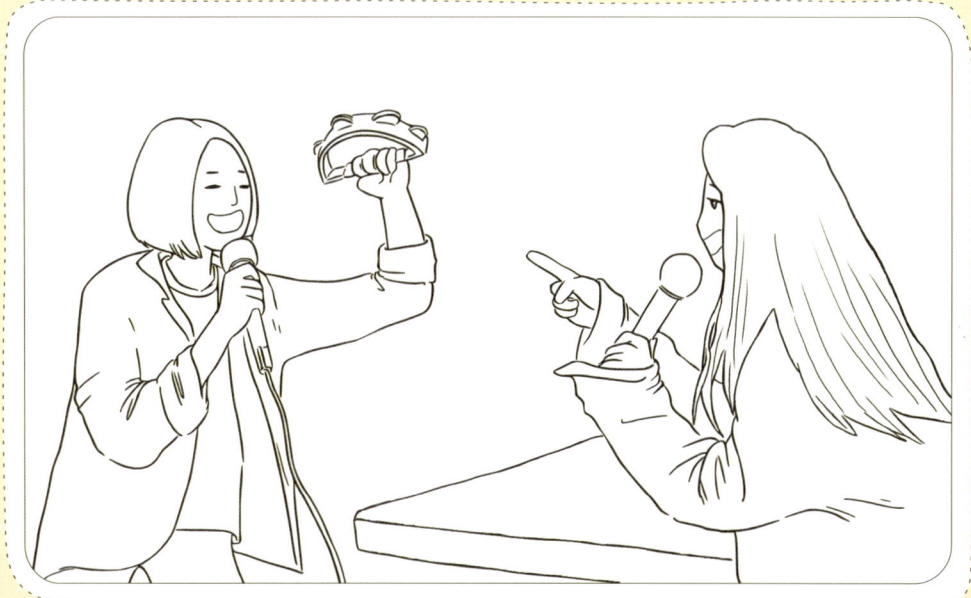

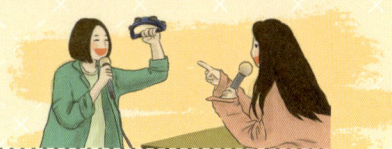

그림의 제목을 지어주세요

생각나는 일이나 사람이 있나요?
예) 소꿉놀이, 고무줄, 비석치기하던 친구 미정이가 생각난다

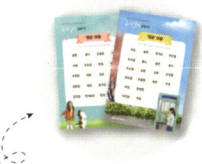

어떤 기분이 들었어요?
함께 들어있는 감정카드를 참고해 작성해주세요

나의 추억을 그림이나 글(시, 편지 등)로 표현해 주세요

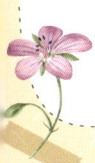

Day 04

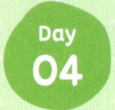

‘어제’의 추억

● 어제 날짜와 날씨

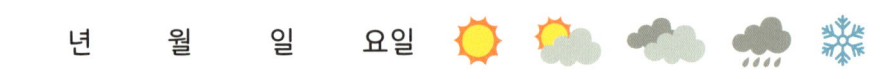

년 월 일 요일

● 어제 일어나고 잠든 시간

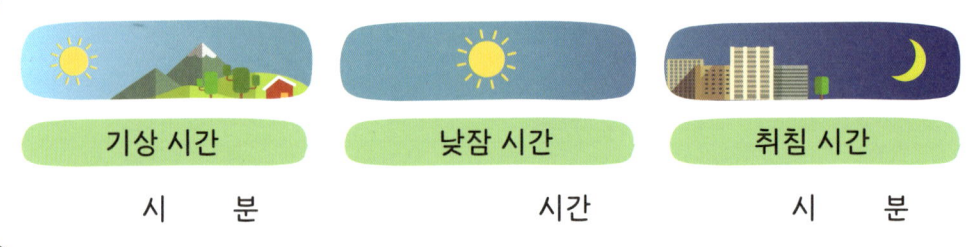

기상 시간

시 분

낮잠 시간

시간

취침 시간

시 분

● 어제 먹은 음식 밥상을 그리고 음식 이름을 적어주세요

아침

점심

간식

저녁

● 어제 먹은 약 무슨 약인지 적어주세요

● 어제 운동한 시간 예) 산책 30분, 헬스 30분

● 어제 느꼈던 기분과 이유 함께 들어있는 감정카드를 참고해 작성해주세요

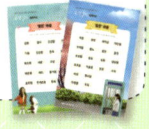

● 어제의 나를 칭찬하거나 감사할 내용 예) 귀찮았지만 운동하러 나가서 대견하다

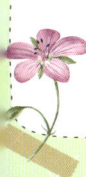

'어느 날'의 추억

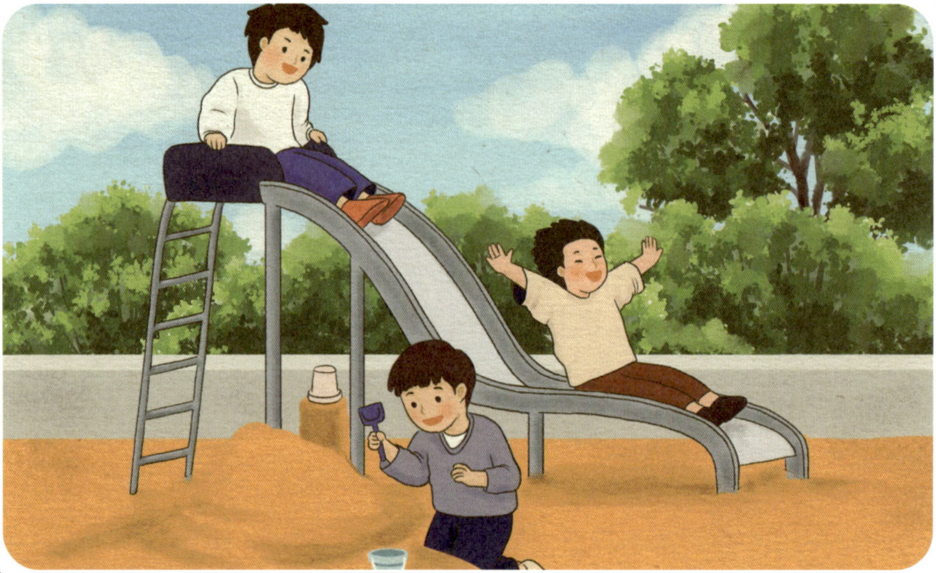

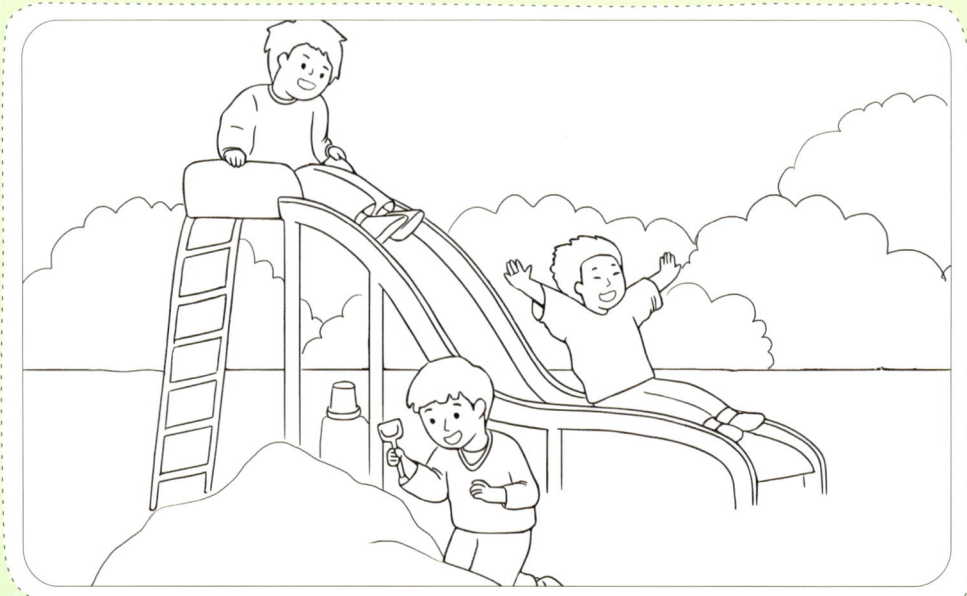

색칠해 보세요

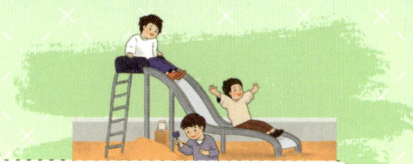

그림의 제목을 지어주세요

생각나는 일이나 사람이 있나요?
예) 소꿉놀이, 고무줄, 비석치기하던 친구 미정이가 생각난다

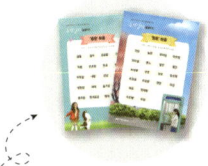

어떤 기분이 들었어요?
함께 들어있는 감정카드를 참고해 작성해주세요

나의 추억을 그림이나 글(시, 편지 등)로 표현해 주세요

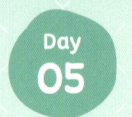

Day 05 '어제'의 추억

● 어제 날짜와 날씨

년 월 일 요일

● 어제 일어나고 잠든 시간

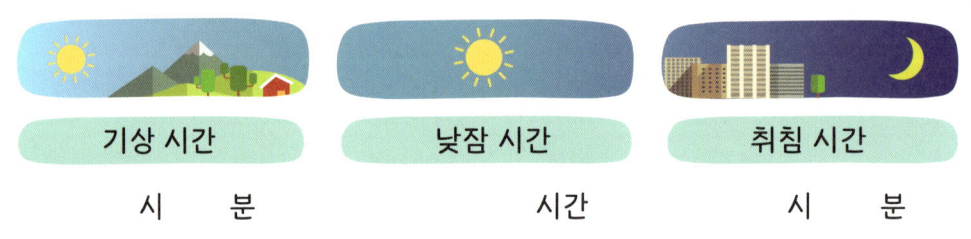

기상 시간	낮잠 시간	취침 시간
시 분	시간	시 분

● 어제 먹은 음식 밥상을 그리고 음식 이름을 적어주세요

아침

점심

간식

저녁

● 어제 먹은 약 무슨 약인지 적어주세요

● 어제 운동한 시간 예) 산책 30분, 헬스 30분

● 어제 느꼈던 기분과 이유 함께 들어있는 감정카드를 참고해 작성해주세요

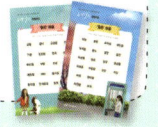

● 어제의 나를 칭찬하거나 감사할 내용 예) 귀찮았지만 운동하러 나가서 대견하다

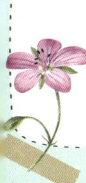

 # '어느 날'의 추억

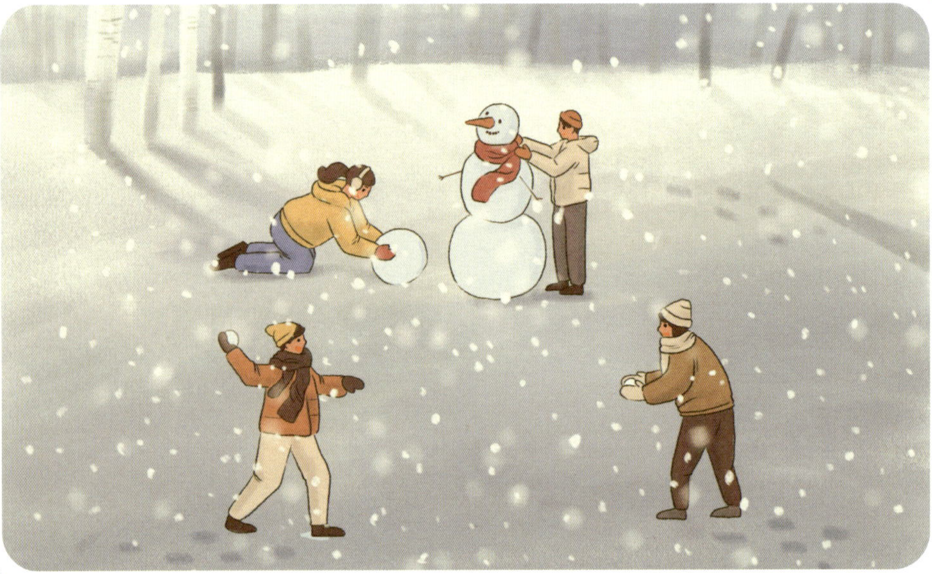

색칠해 보세요

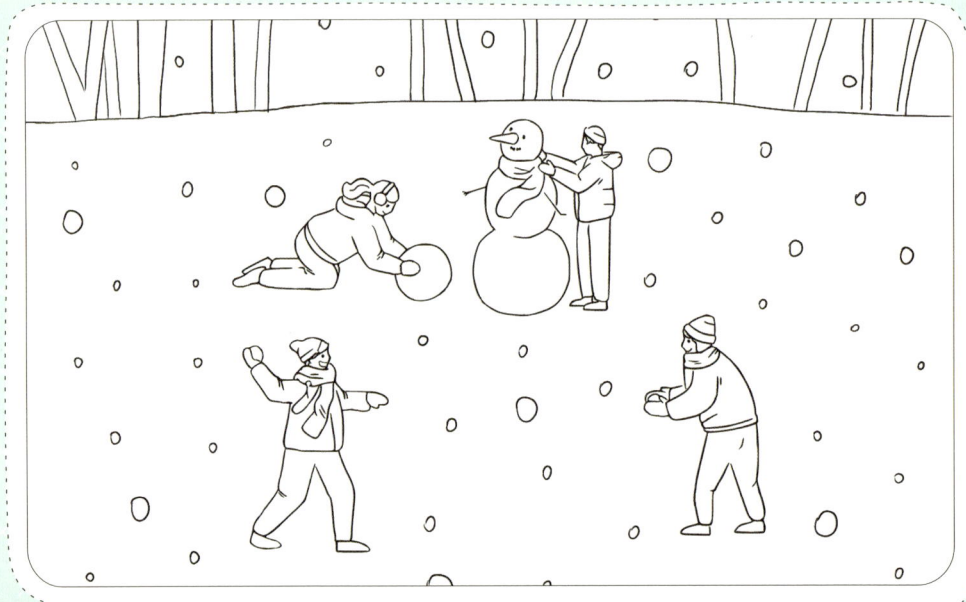

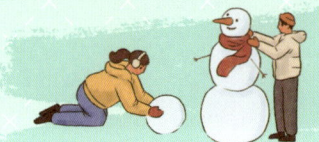

그림의 제목을 지어주세요

생각나는 일이나 사람이 있나요?
예) 소꿉놀이, 고무줄, 비석치기하던 친구 미정이가 생각난다

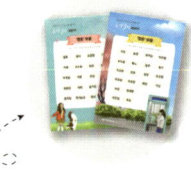

어떤 기분이 들었어요?
함께 들어있는 감정카드를 참고해 작성해주세요

나의 추억을 그림이나 글(시, 편지 등)로 표현해 주세요

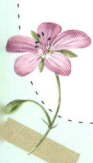

Day 06

'어제'의 추억

어제 날짜와 날씨

년 월 일 요일

어제 일어나고 잠든 시간

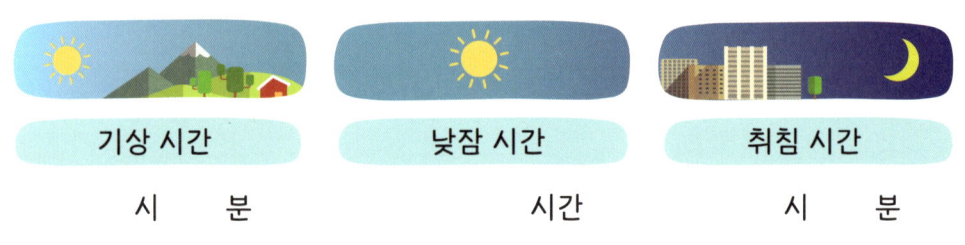

기상 시간

시 분

낮잠 시간

시간

취침 시간

시 분

어제 먹은 음식 밥상을 그리고 음식 이름을 적어주세요

아침

점심

간식

저녁

● 어제 먹은 약 무슨 약인지 적어주세요

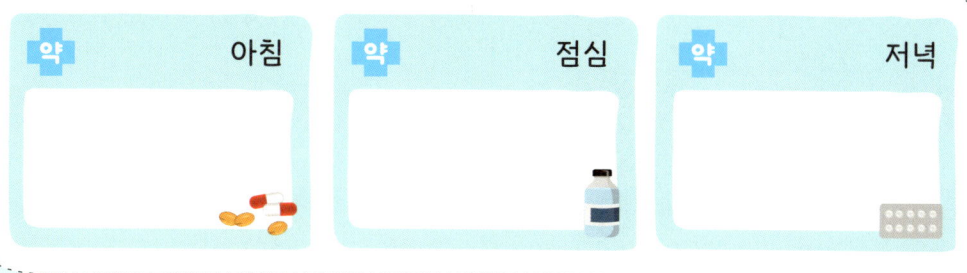

● 어제 운동한 시간 예) 산책 30분, 헬스 30분

● 어제 느꼈던 기분과 이유 함께 들어있는 감정카드를 참고해 작성해주세요

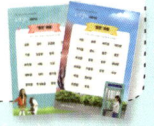

● 어제의 나를 칭찬하거나 감사할 내용 예) 귀찮았지만 운동하러 나가서 대견하다

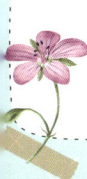

# '어느 날'의 추억

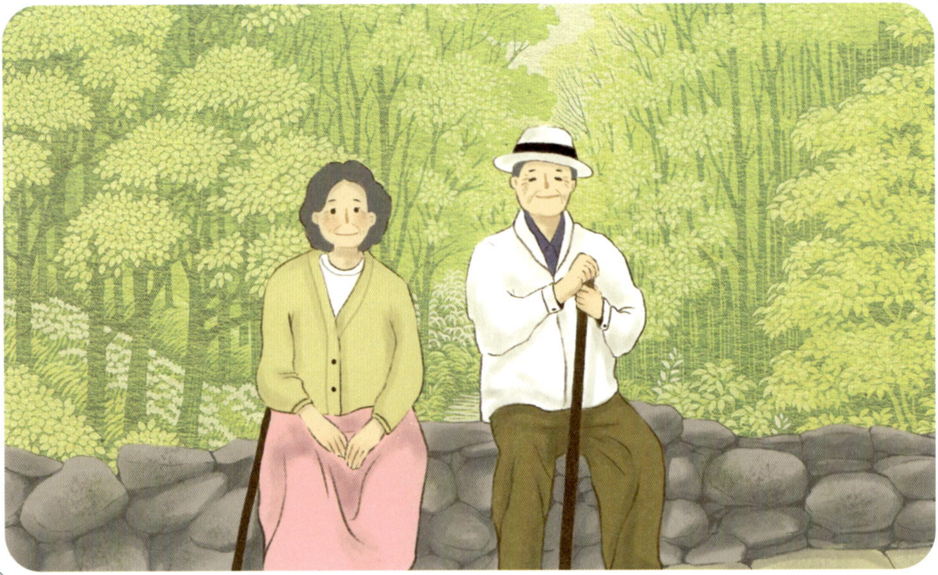

색칠해 보세요

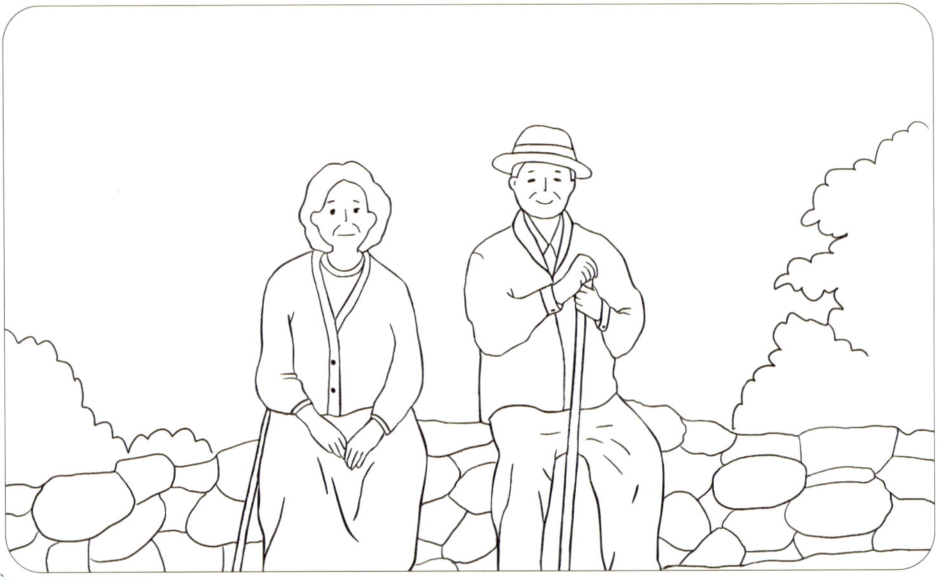

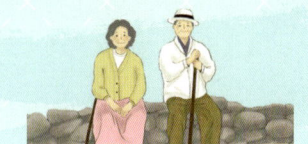

그림의 제목을 지어주세요

생각나는 일이나 사람이 있나요?
예) 소꿉놀이, 고무줄, 비석치기하던 친구 미정이가 생각난다

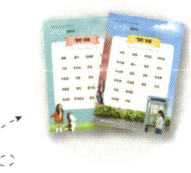

어떤 기분이 들었어요?
함께 들어있는 감정카드를 참고해 작성해주세요

나의 추억을 그림이나 글(시, 편지 등)로 표현해 주세요

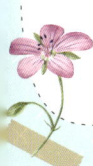

Day 07

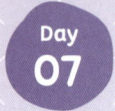

'어제'의 추억

어제 날짜와 날씨

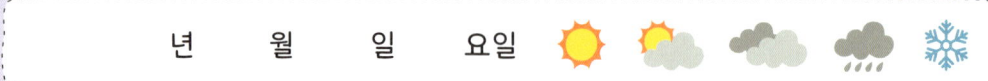

년 월 일 요일

어제 일어나고 잠든 시간

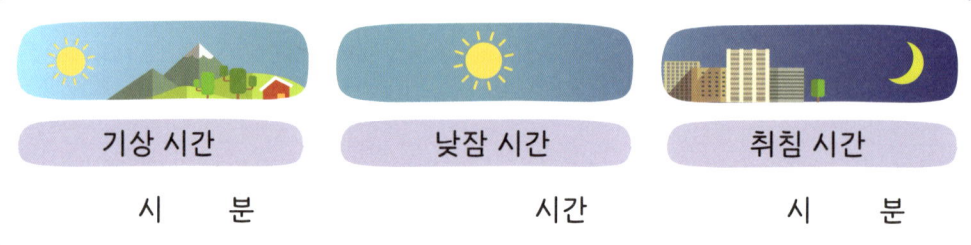

기상 시간

시 분

낮잠 시간

시간

취침 시간

시 분

어제 먹은 음식 밥상을 그리고 음식 이름을 적어주세요

아침

점심

간식

저녁

- 어제 먹은 약   무슨 약인지 적어주세요

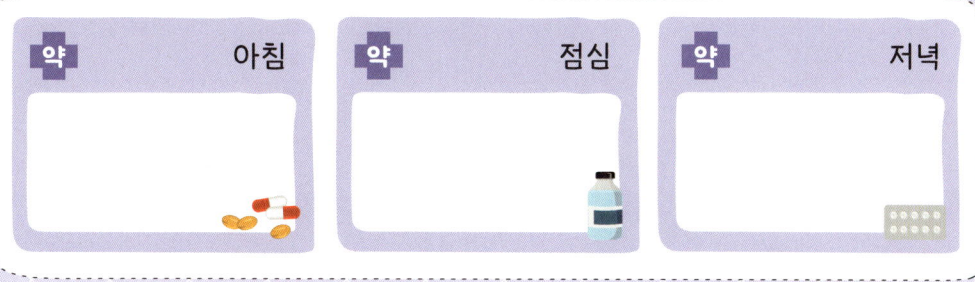

- 어제 운동한 시간   예) 산책 30분, 헬스 30분

- 어제 느꼈던 기분과 이유   함께 들어있는 감정카드를 참고해 작성해주세요

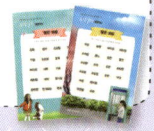

- 어제의 나를 칭찬하거나 감사할 내용   예) 귀찮았지만 운동하러 나가서 대견하다

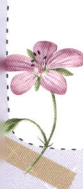

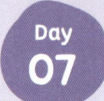
'어느 날'의 추억

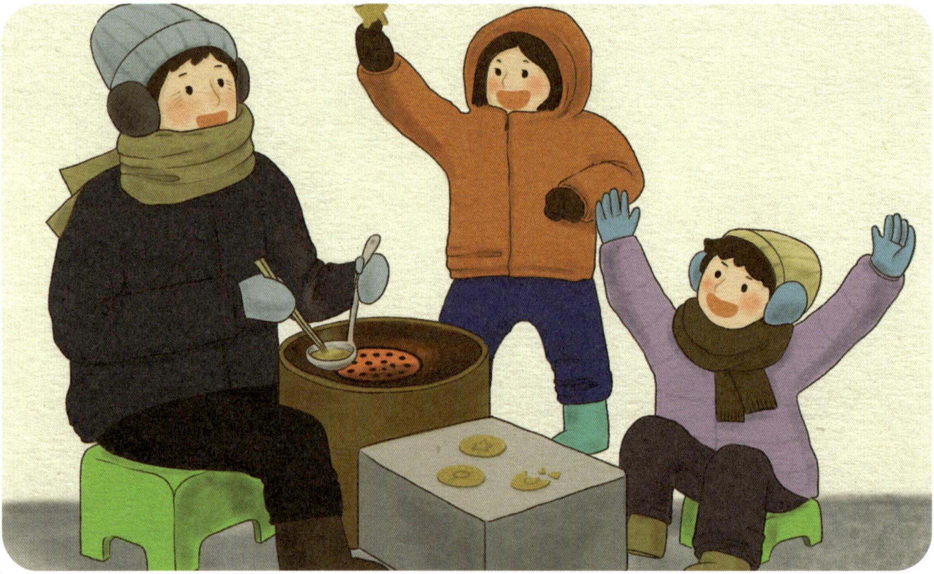

색칠해 보세요

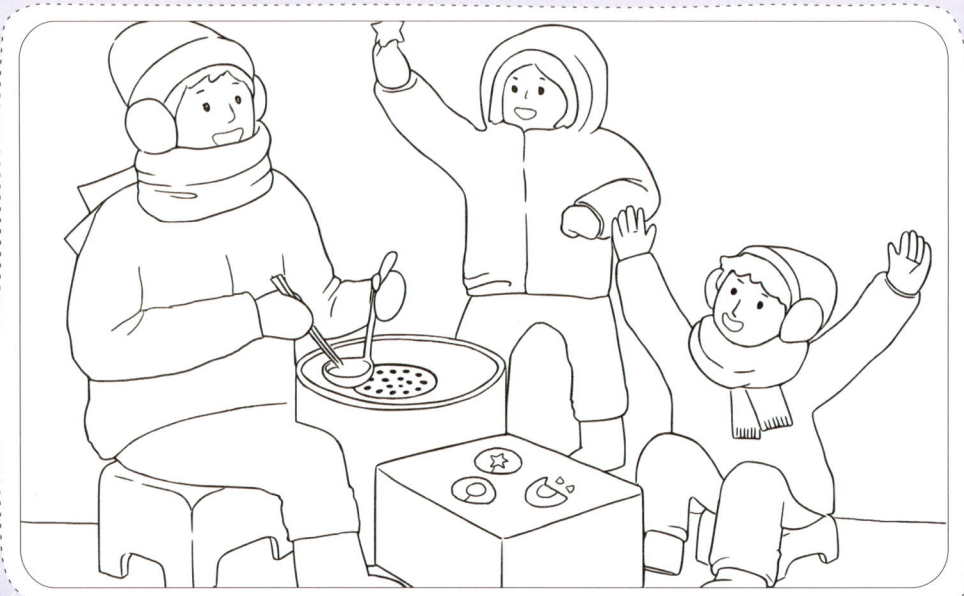

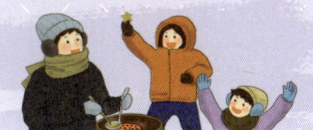

그림의 제목을 지어주세요

생각나는 일이나 사람이 있나요?
예) 소꿉놀이, 고무줄, 비석치기하던 친구 미정이가 생각난다

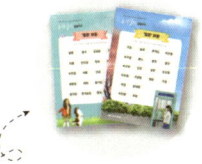

어떤 기분이 들었어요?
함께 들어있는 감정카드를 참고해 작성해주세요

나의 추억을 그림이나 글(시, 편지 등)로 표현해 주세요

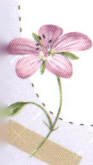

Day 08 '어제'의 추억

● 어제 날짜와 날씨

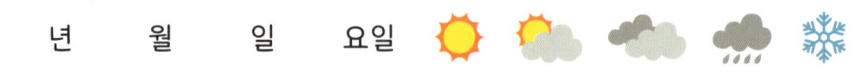

년   월   일   요일

● 어제 일어나고 잠든 시간

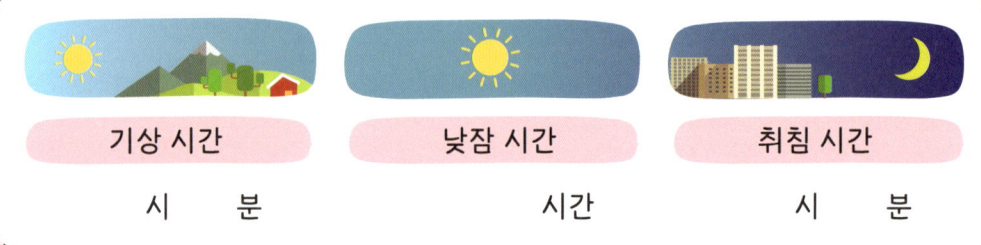

기상 시간	낮잠 시간	취침 시간
시 분	시간	시 분

● 어제 먹은 음식 밥상을 그리고 음식 이름을 적어주세요

아침

점심

간식

저녁

- 어제 먹은 약 무슨 약인지 적어주세요

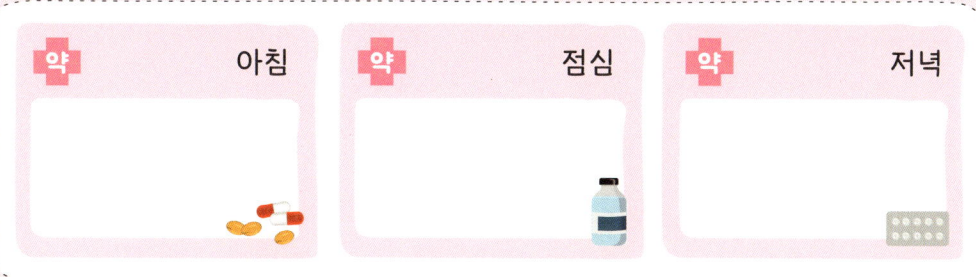

- 어제 운동한 시간 예) 산책 30분, 헬스 30분

- 어제 느꼈던 기분과 이유 함께 들어있는 감정카드를 참고해 작성해주세요

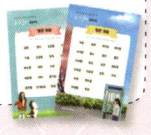

- 어제의 나를 칭찬하거나 감사할 내용 예) 귀찮았지만 운동하러 나가서 대견하다

'어느 날'의 추억

색칠해 보세요

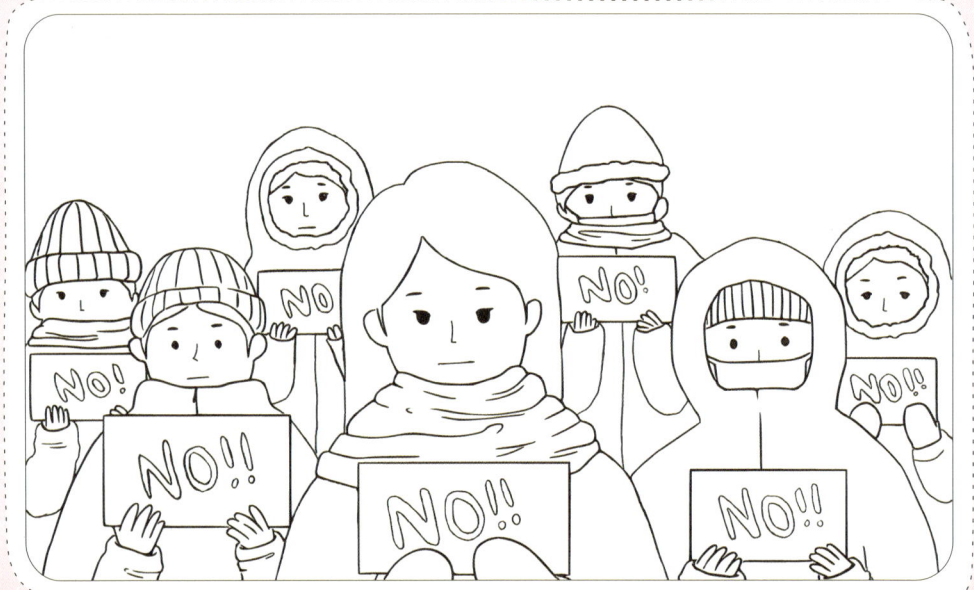

그림의 제목을 지어주세요

생각나는 일이나 사람이 있나요?
예) 소꿉놀이, 고무줄, 비석치기하던 친구 미정이가 생각난다

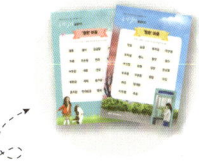

어떤 기분이 들었어요?
함께 들어있는 감정카드를 참고해 작성해주세요

나의 추억을 그림이나 글(시, 편지 등)로 표현해 주세요

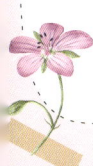

Day 09 '어제'의 추억

● 어제 날짜와 날씨

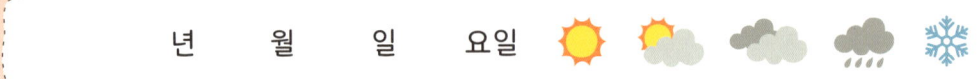

년   월   일   요일

● 어제 일어나고 잠든 시간

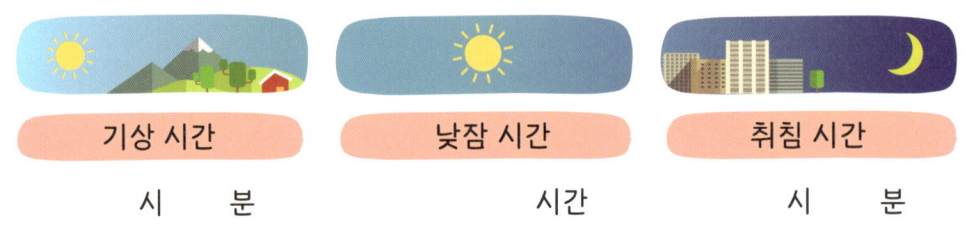

기상 시간	낮잠 시간	취침 시간
시 분	시간	시 분

● 어제 먹은 음식 밥상을 그리고 음식 이름을 적어주세요

아침	점심

간식	저녁

● 어제 먹은 약 무슨 약인지 적어주세요

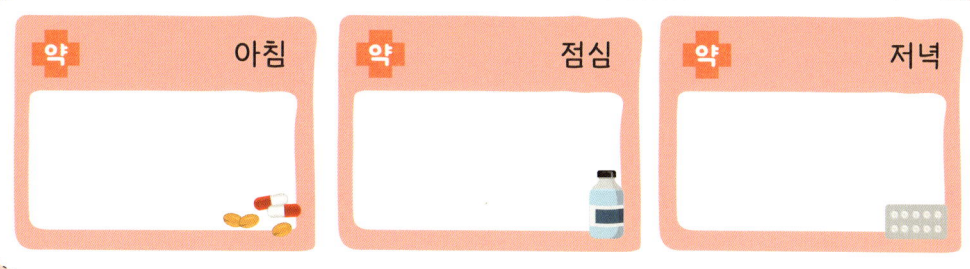

● 어제 운동한 시간 예) 산책 30분, 헬스 30분

● 어제 느꼈던 기분과 이유 함께 들어있는 감정카드를 참고해 작성해주세요

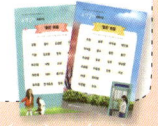

● 어제의 나를 칭찬하거나 감사할 내용 예) 귀찮았지만 운동하러 나가서 대견하다

'어느 날'의 추억

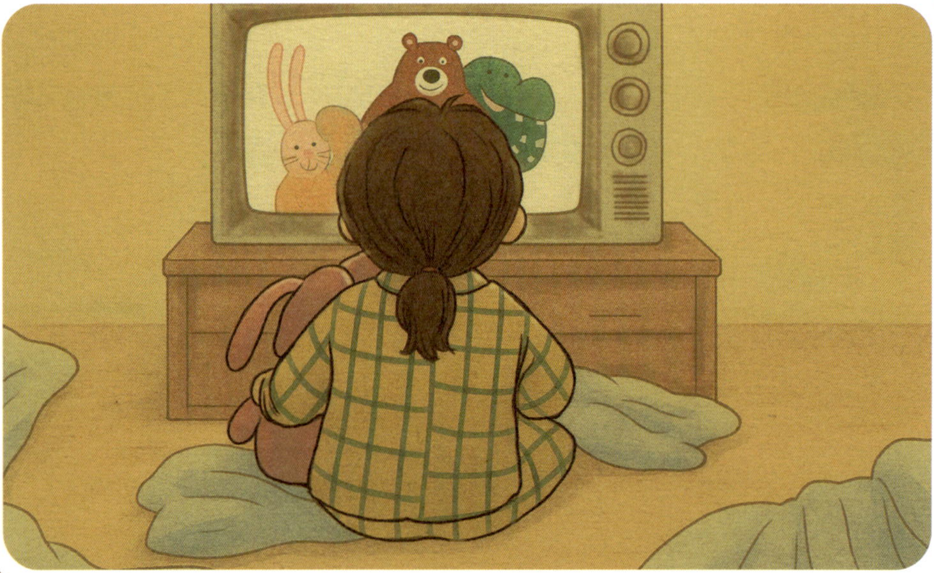

색칠해 보세요

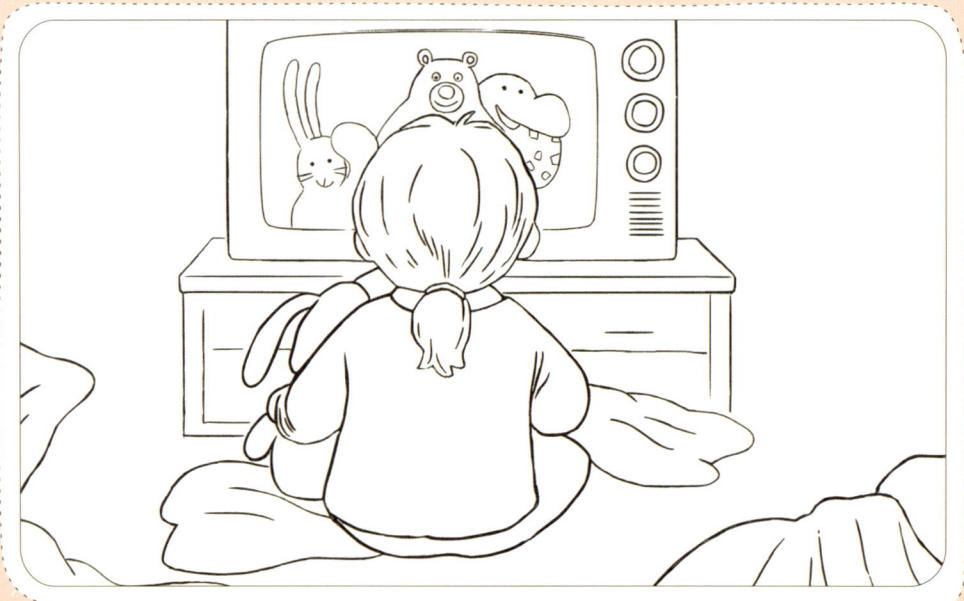

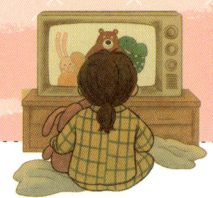

그림의 제목을 지어주세요

생각나는 일이나 사람이 있나요?
예) 소꿉놀이, 고무줄, 비석치기하던 친구 미정이가 생각난다

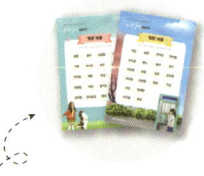

어떤 기분이 들었어요?   함께 들어있는 감정카드를 참고해 작성해주세요

나의 추억을 그림이나 글(시, 편지 등)로 표현해 주세요

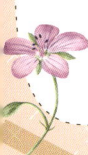

Day 10 '어제'의 추억

● 어제 날짜와 날씨

　　　　년　　　월　　　일　　　요일

● 어제 일어나고 잠든 시간

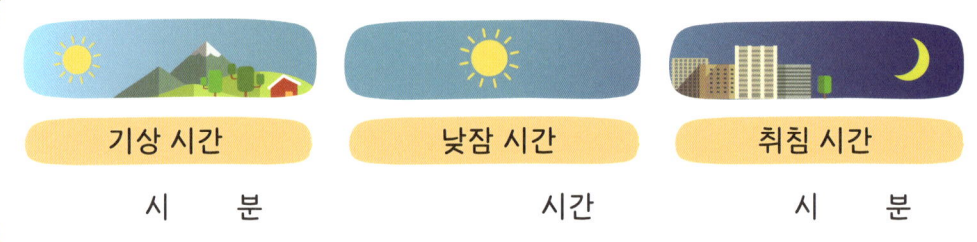

기상 시간	낮잠 시간	취침 시간
시　　분	시간	시　　분

● 어제 먹은 음식 밥상을 그리고 음식 이름을 적어주세요

아침

점심

간식

저녁

- **어제 먹은 약** 무슨 약인지 적어주세요

| 약 | 아침 | 약 | 점심 | 약 | 저녁 |

- **어제 운동한 시간** 예) 산책 30분, 헬스 30분

- **어제 느꼈던 기분과 이유** 함께 들어있는 감정카드를 참고해 작성해주세요

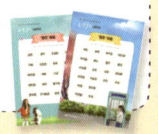

- **어제의 나를 칭찬하거나 감사할 내용** 예) 귀찮았지만 운동하러 나가서 대견하다

'어느 날'의 추억

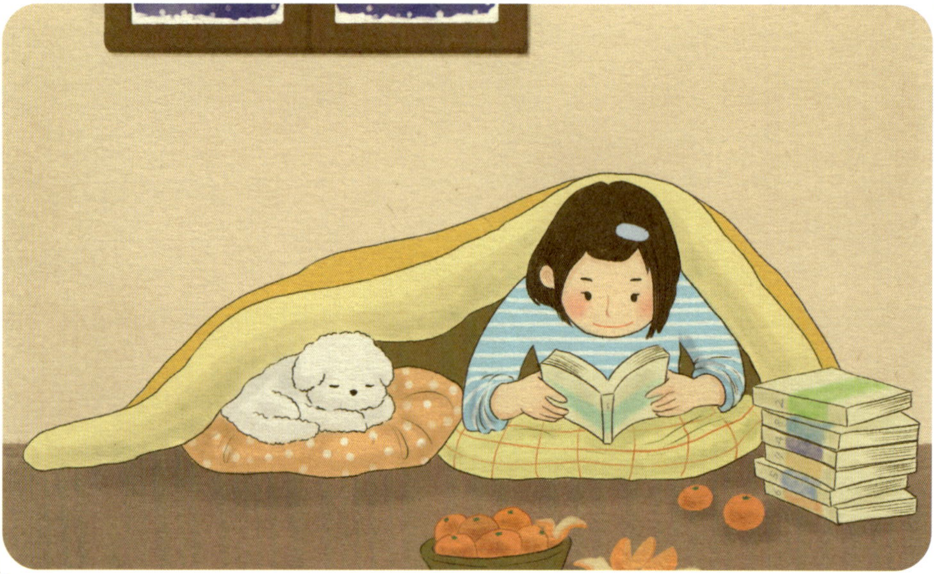

색칠해 보세요

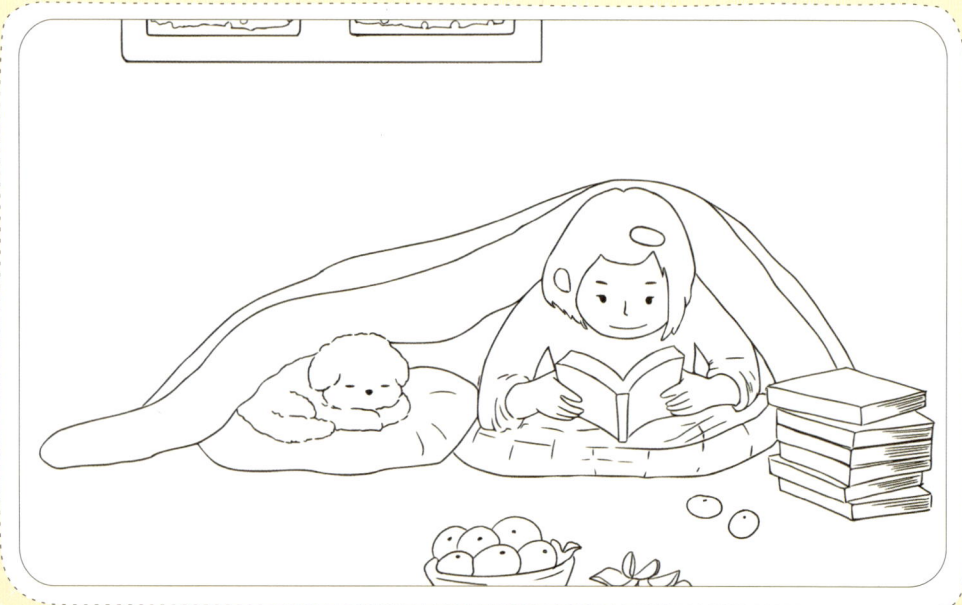

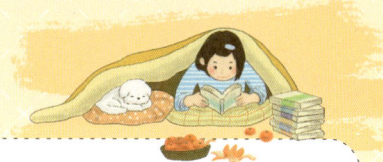

그림의 제목을 지어주세요

생각나는 일이나 사람이 있나요?
예) 소꿉놀이, 고무줄, 비석치기하던 친구 미정이가 생각난다

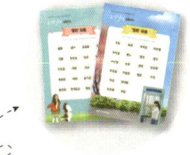

어떤 기분이 들었어요?
함께 들어있는 감정카드를 참고해 작성해주세요

나의 추억을 그림이나 글(시, 편지 등)로 표현해 주세요

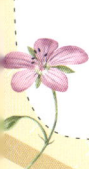

Day 11 '어제'의 추억

● 어제 날짜와 날씨

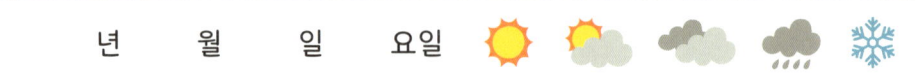

　　　년　　　월　　　일　　요일

● 어제 일어나고 잠든 시간

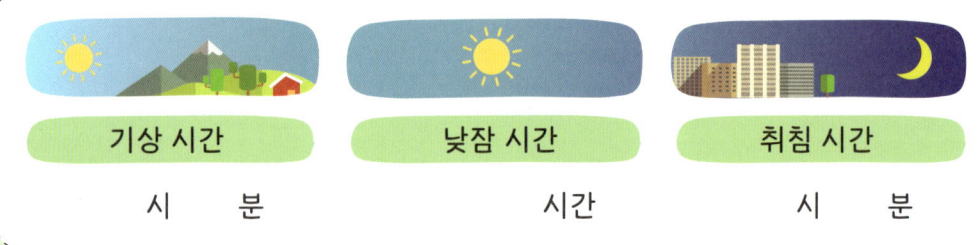

기상 시간	낮잠 시간	취침 시간
시　　분	시간	시　　분

● 어제 먹은 음식　밥상을 그리고 음식 이름을 적어주세요

아침	점심

간식	저녁

- 어제 먹은 약 무슨 약인지 적어주세요

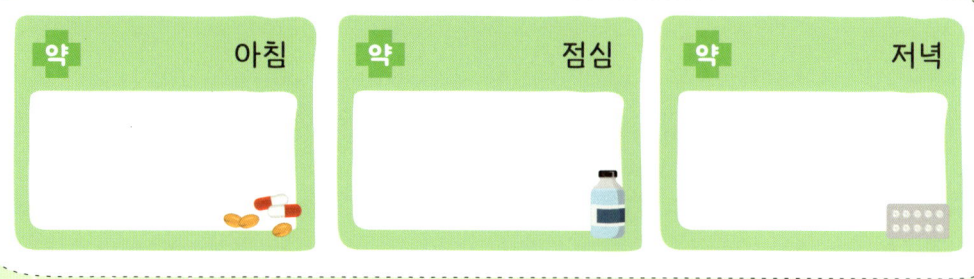

- 어제 운동한 시간 예) 산책 30분, 헬스 30분

- 어제 느꼈던 기분과 이유 함께 들어있는 감정카드를 참고해 작성해주세요

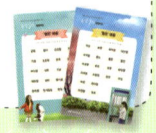

- 어제의 나를 칭찬하거나 감사할 내용 예) 귀찮았지만 운동하러 나가서 대견하다

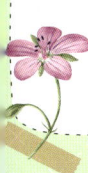

'어느 날'의 추억

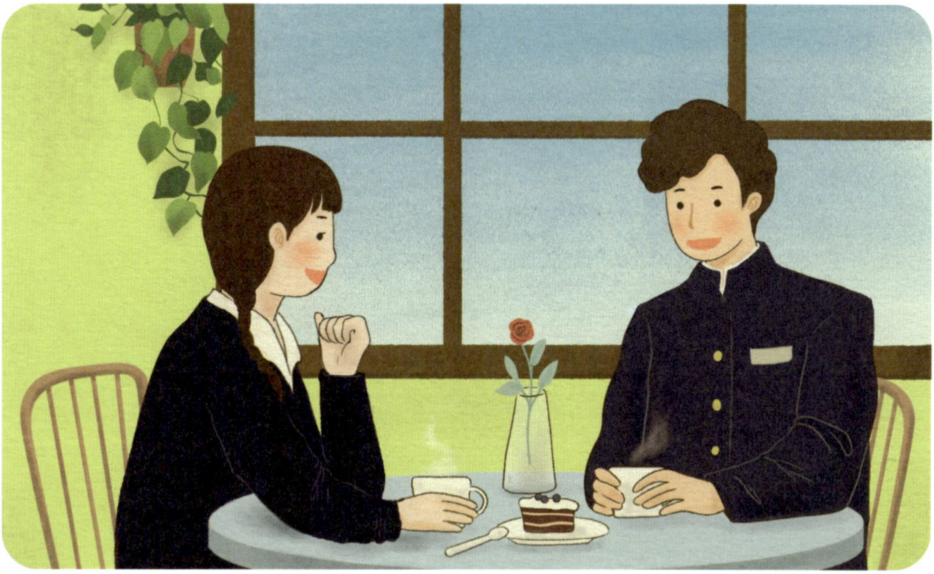

색칠해 보세요

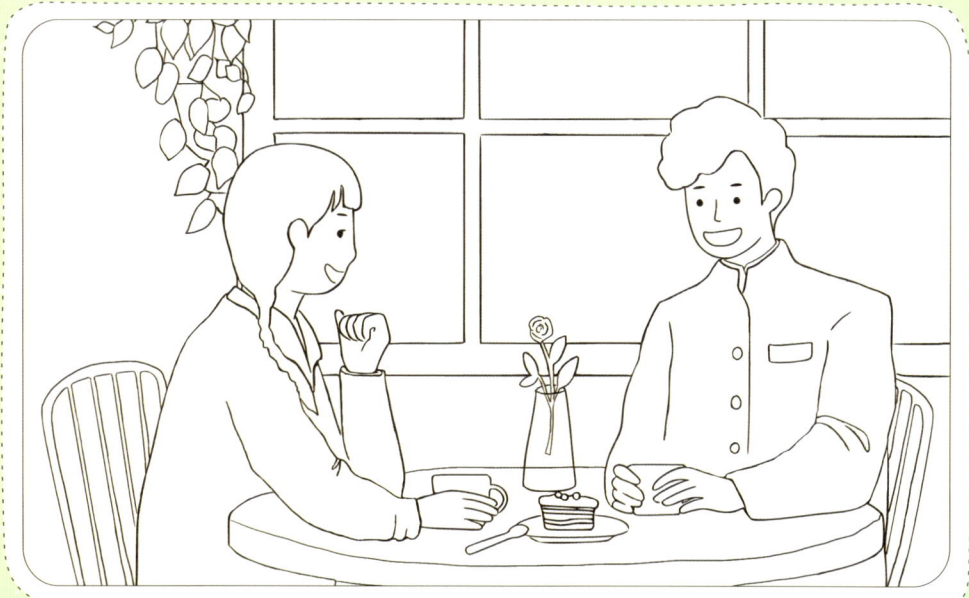

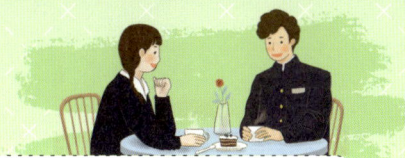

그림의 제목을 지어주세요

생각나는 일이나 사람이 있나요?
예) 소꿉놀이, 고무줄, 비석치기하던 친구 미정이가 생각난다

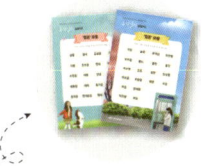

어떤 기분이 들었어요?　　함께 들어있는 감정카드를 참고해 작성해주세요

나의 추억을 그림이나 글(시, 편지 등)로 표현해 주세요

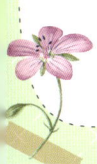

Day 12

'어제'의 추억

● 어제 날짜와 날씨

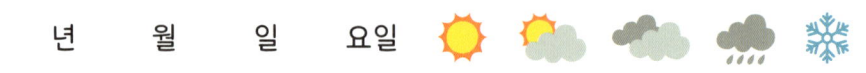

년 월 일 요일

● 어제 일어나고 잠든 시간

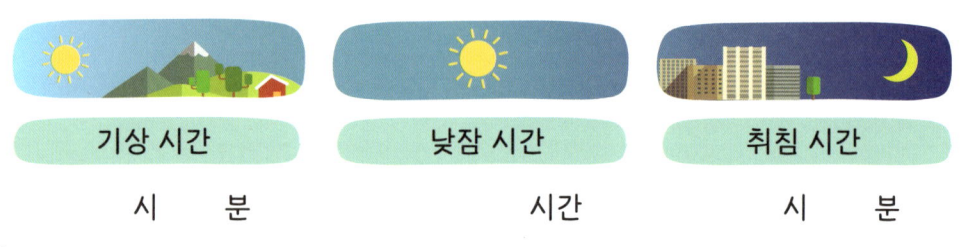

기상 시간

시 분

낮잠 시간

시간

취침 시간

시 분

● 어제 먹은 음식 밥상을 그리고 음식 이름을 적어주세요

아침

점심

간식

저녁

- **어제 먹은 약** 무슨 약인지 적어주세요

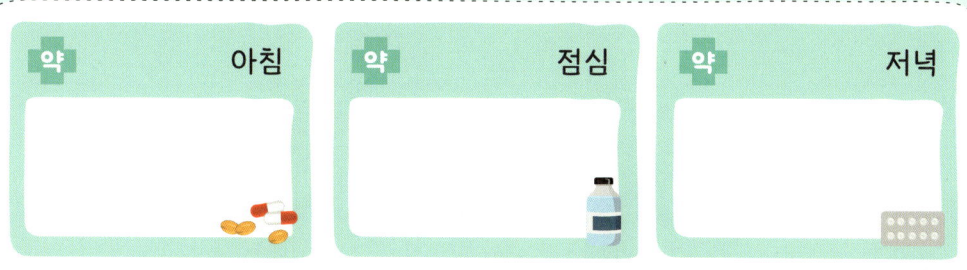

| 약 아침 | 약 점심 | 약 저녁 |

- **어제 운동한 시간** 예) 산책 30분, 헬스 30분

- **어제 느꼈던 기분과 이유** 함께 들어있는 감정카드를 참고해 작성해주세요

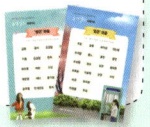

- **어제의 나를 칭찬하거나 감사할 내용** 예) 귀찮았지만 운동하러 나가서 대견하다

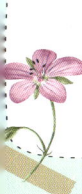

'어느 날'의 추억

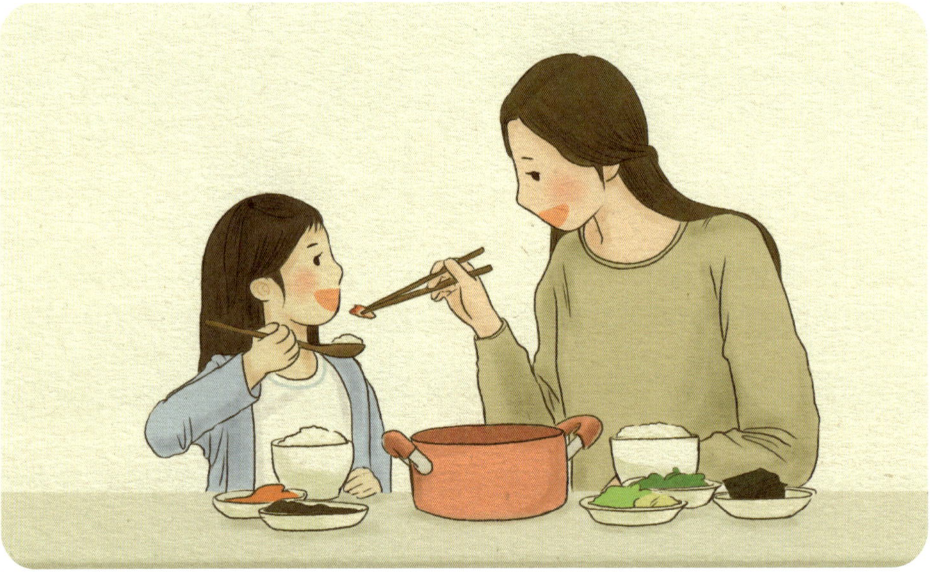

색칠해 보세요

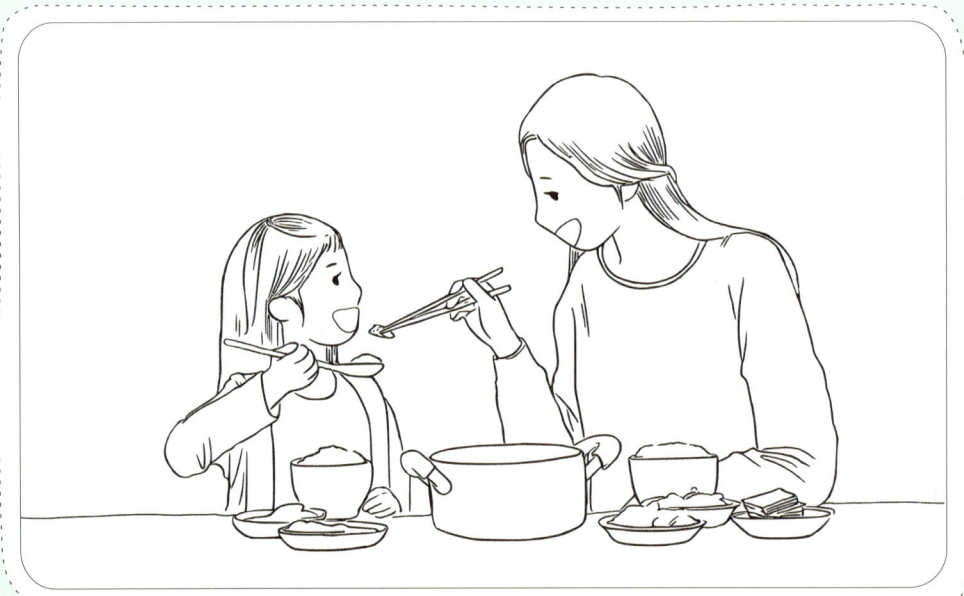

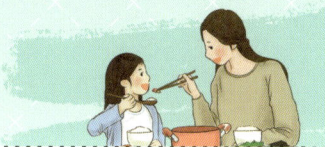

그림의 제목을 지어주세요

생각나는 일이나 사람이 있나요?
예) 소꿉놀이, 고무줄, 비석치기하던 친구 미정이가 생각난다

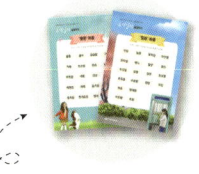

어떤 기분이 들었어요?
함께 들어있는 감정카드를 참고해 작성해주세요

나의 추억을 그림이나 글(시, 편지 등)로 표현해 주세요

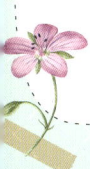

Day 13 '어제'의 추억

- 어제 날짜와 날씨

년   월   일   요일

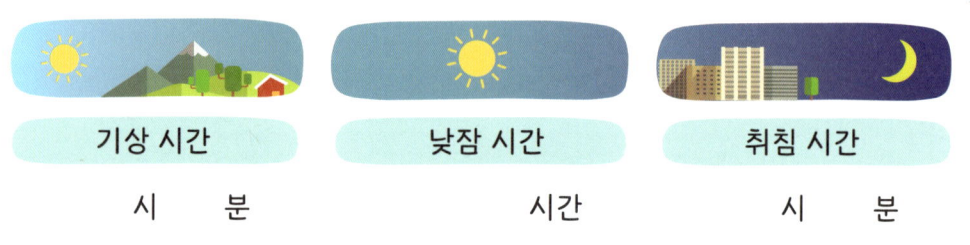

- 어제 일어나고 잠든 시간

기상 시간	낮잠 시간	취침 시간
시 분	시간	시 분

- 어제 먹은 음식 밥상을 그리고 음식 이름을 적어주세요

아침

점심

간식

저녁

- **어제 먹은 약** 무슨 약인지 적어주세요

- **어제 운동한 시간** 예) 산책 30분, 헬스 30분

- **어제 느꼈던 기분과 이유** 함께 들어있는 감정카드를 참고해 작성해주세요

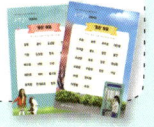

- **어제의 나를 칭찬하거나 감사할 내용** 예) 귀찮았지만 운동하러 나가서 대견하다

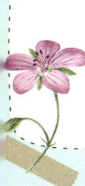

'어느 날'의 추억

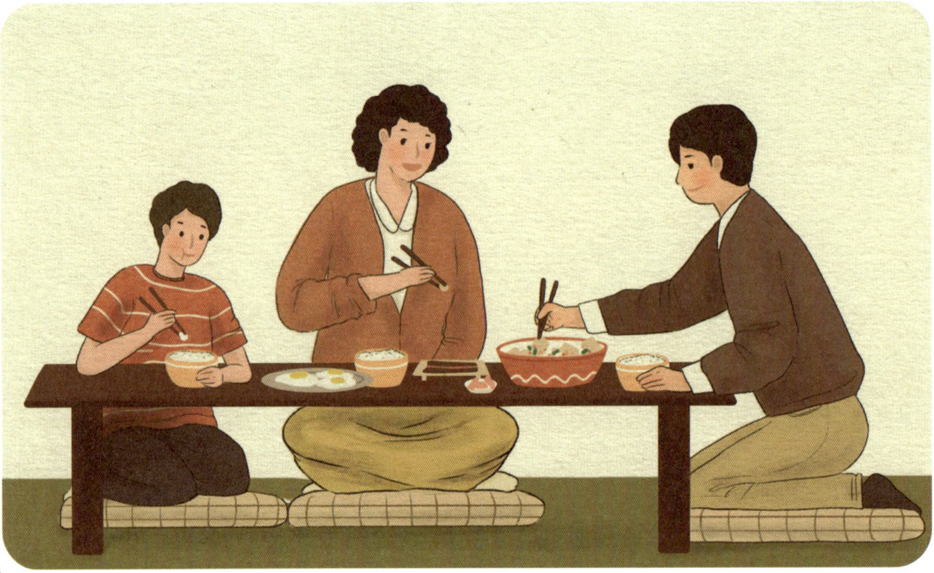

색칠해 보세요

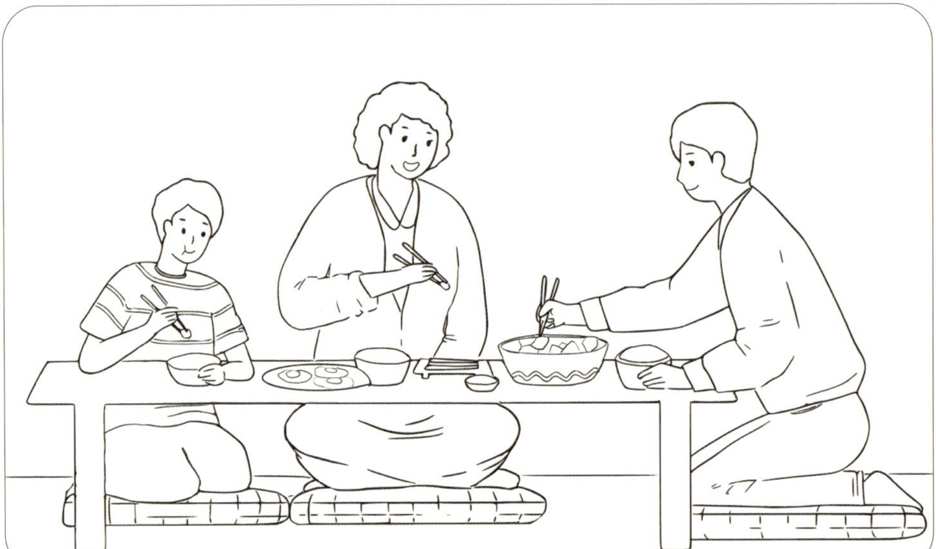

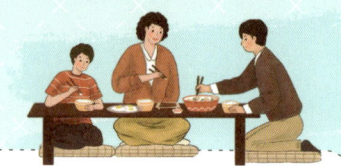

그림의 제목을 지어주세요

생각나는 일이나 사람이 있나요?
예) 소꿉놀이, 고무줄, 비석치기하던 친구 미정이가 생각난다

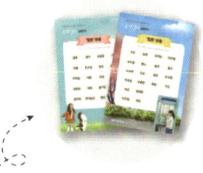

어떤 기분이 들었어요?
함께 들어있는 감정카드를 참고해 작성해주세요

나의 추억을 그림이나 글(시, 편지 등)로 표현해 주세요

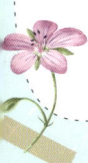

Day 14 '어제'의 추억

- 어제 날짜와 날씨

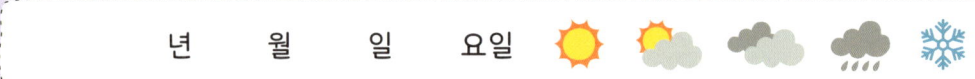

년 월 일 요일 ☀ ⛅ ☁ 🌧 ❄

- 어제 일어나고 잠든 시간

기상 시간

시 분

낮잠 시간

시간

취침 시간

시 분

- 어제 먹은 음식 밥상을 그리고 음식 이름을 적어주세요

아침

점심

간식

저녁

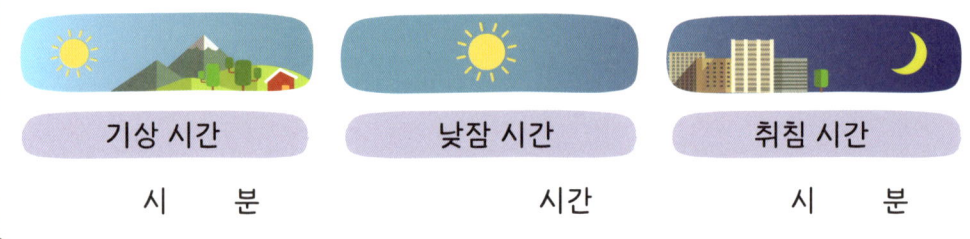

- 어제 먹은 약 무슨 약인지 적어주세요

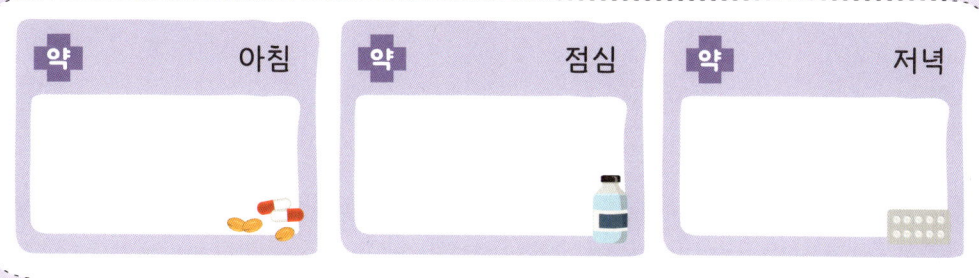

| 약 아침 | 약 점심 | 약 저녁 |

- 어제 운동한 시간 예) 산책 30분, 헬스 30분

- 어제 느꼈던 기분과 이유 함께 들어있는 감정카드를 참고해 작성해주세요

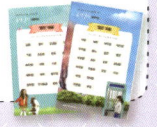

- 어제의 나를 칭찬하거나 감사할 내용 예) 귀찮았지만 운동하러 나가서 대견하다

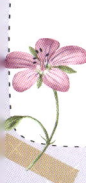

Day 14 '어느 날'의 추억

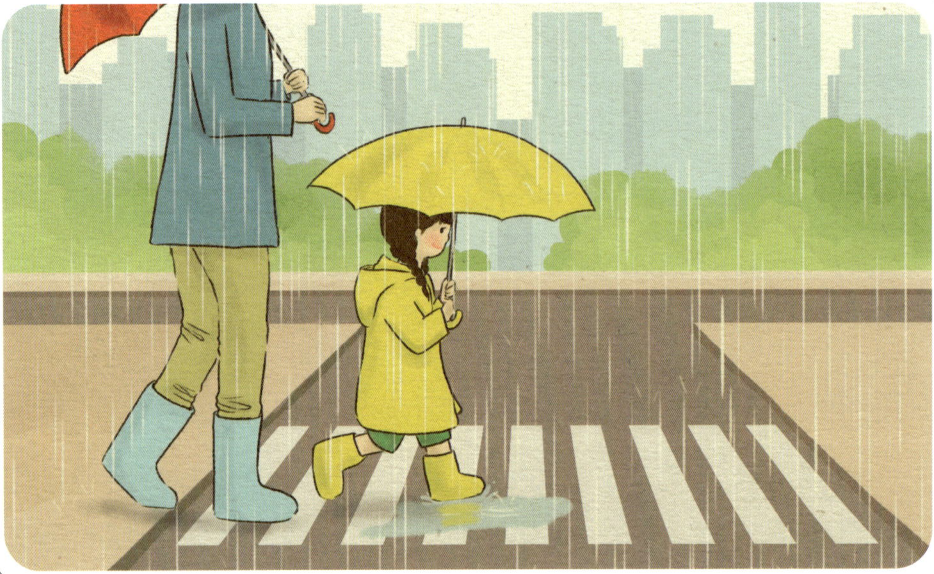

색칠해 보세요

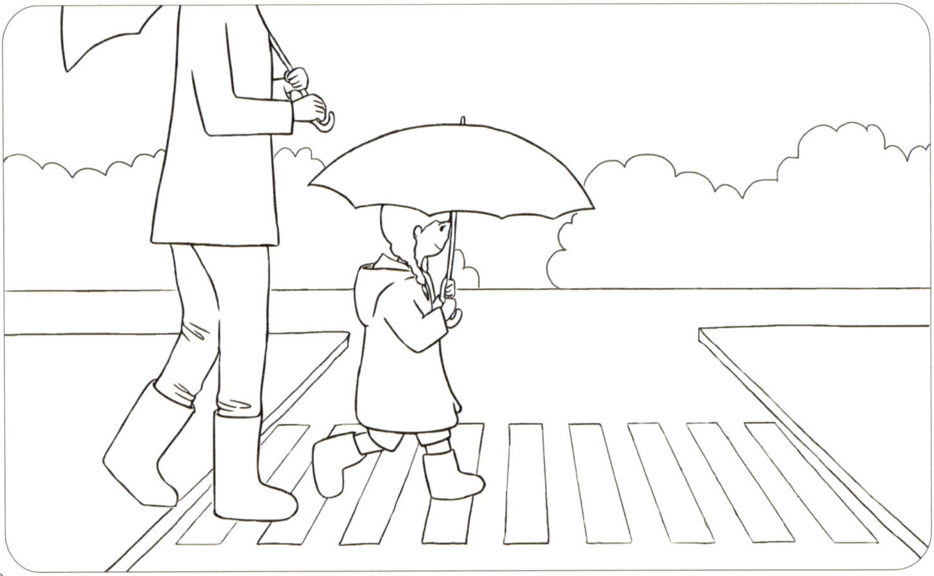

어제 그리고 과거 어느 날에 대한 4주의 추억

추억일기 감정카드

'힘든' 마음

어제 느꼈던 기분을 작성할 때 참고하세요

걱정	놀람	무력감	미안함
부러움	분노	불만	불안
속상함	슬픔	실망	심심함
외로움	우울함	원망	의심
짜증	창피함		
허전함	후회		

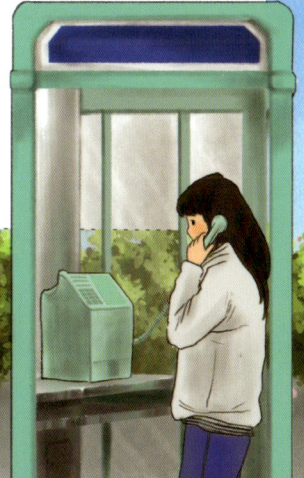

어제 그리고 과거 어느 날에 대한 4주의 추억

추억일기 감정카드

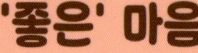 '좋은' 마음

어제 느꼈던 기분을 작성할 때 참고하세요

감동	감사	궁금함	기대
기쁨	든든함	만족	반가움
뿌듯함	사랑	신남	안심
애틋함	재미	즐거움	편안함
풍족함	한가로움	행복	흐뭇함

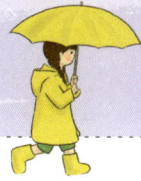

그림의 제목을 지어주세요

생각나는 일이나 사람이 있나요?
예) 소꿉놀이, 고무줄, 비석치기하던 친구 미정이가 생각난다

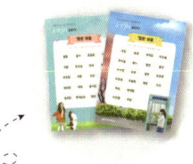

어떤 기분이 들었어요?   함께 들어있는 감정카드를 참고해 작성해주세요

나의 추억을 그림이나 글(시, 편지 등)로 표현해 주세요

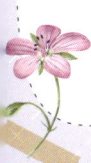

'어제'의 추억

● 어제 날짜와 날씨

년   월   일   요일

● 어제 일어나고 잠든 시간

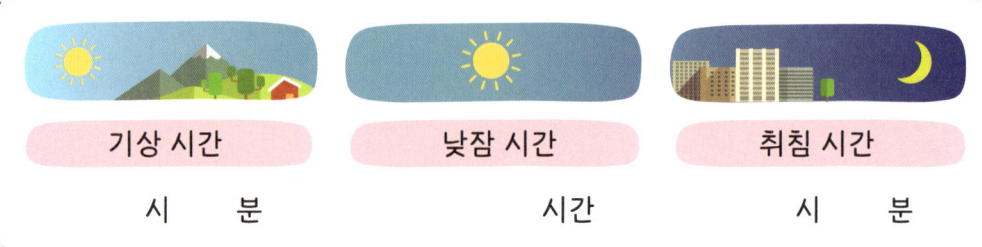

기상 시간	낮잠 시간	취침 시간
시 분	시간	시 분

● 어제 먹은 음식 밥상을 그리고 음식 이름을 적어주세요

아침	점심
간식	저녁

- **어제 먹은 약** 무슨 약인지 적어주세요

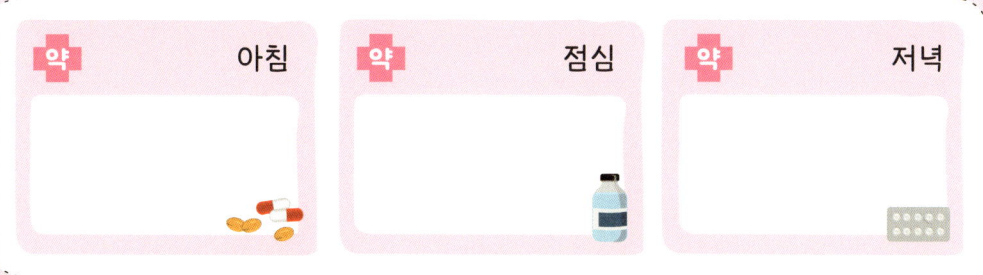

| 약 아침 | 약 점심 | 약 저녁 |

- **어제 운동한 시간** 예) 산책 30분, 헬스 30분

- **어제 느꼈던 기분과 이유** 함께 들어있는 감정카드를 참고해 작성해주세요

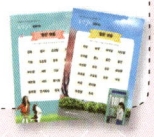

- **어제의 나를 칭찬하거나 감사할 내용** 예) 귀찮았지만 운동하러 나가서 대견하다

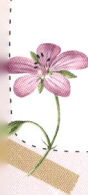

Day 15 '어느 날'의 추억

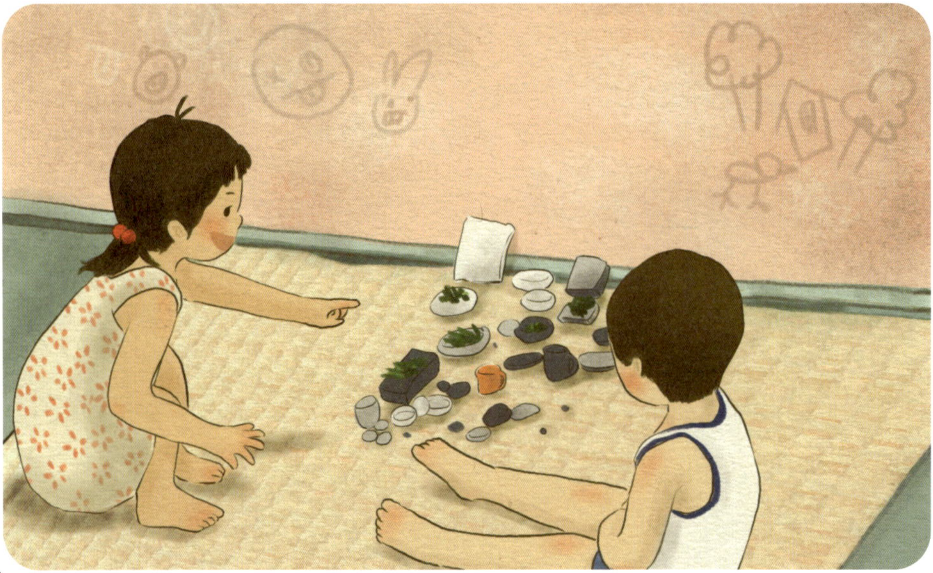

색칠해 보세요

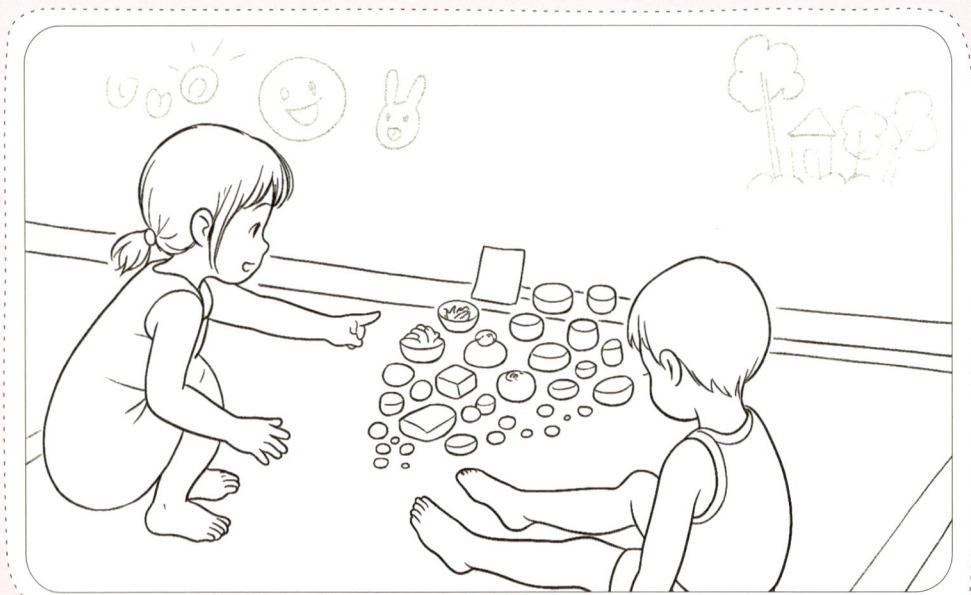

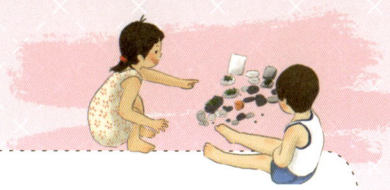

그림의 제목을 지어주세요

생각나는 일이나 사람이 있나요?
예) 소꿉놀이, 고무줄, 비석치기하던 친구 미정이가 생각난다

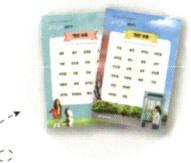

어떤 기분이 들었어요?
함께 들어있는 감정카드를 참고해 작성해주세요

나의 추억을 그림이나 글(시, 편지 등)로 표현해 주세요

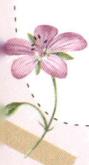

Day 16

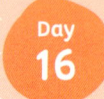

'어제'의 추억

● 어제 날짜와 날씨

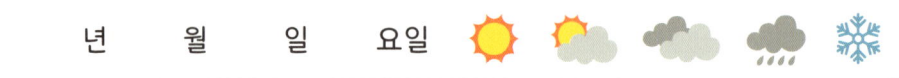

년 월 일 요일

● 어제 일어나고 잠든 시간

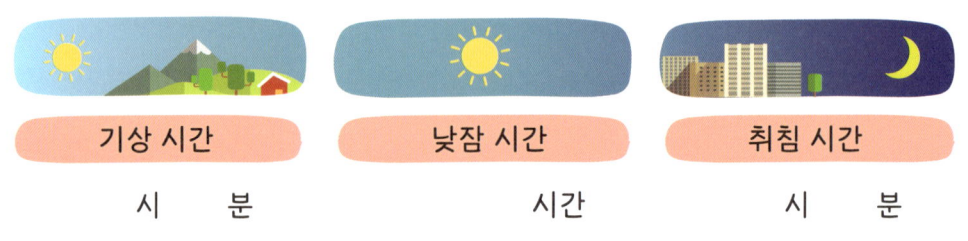

기상 시간

시 분

낮잠 시간

시간

취침 시간

시 분

● 어제 먹은 음식 밥상을 그리고 음식 이름을 적어주세요

아침

점심

간식

저녁

● 어제 먹은 약 무슨 약인지 적어주세요

● 어제 운동한 시간 예) 산책 30분, 헬스 30분

● 어제 느꼈던 기분과 이유 함께 들어있는 감정카드를 참고해 작성해주세요

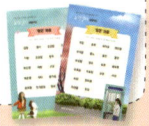

● 어제의 나를 칭찬하거나 감사할 내용 예) 귀찮았지만 운동하러 나가서 대견하다

'어느 날'의 추억

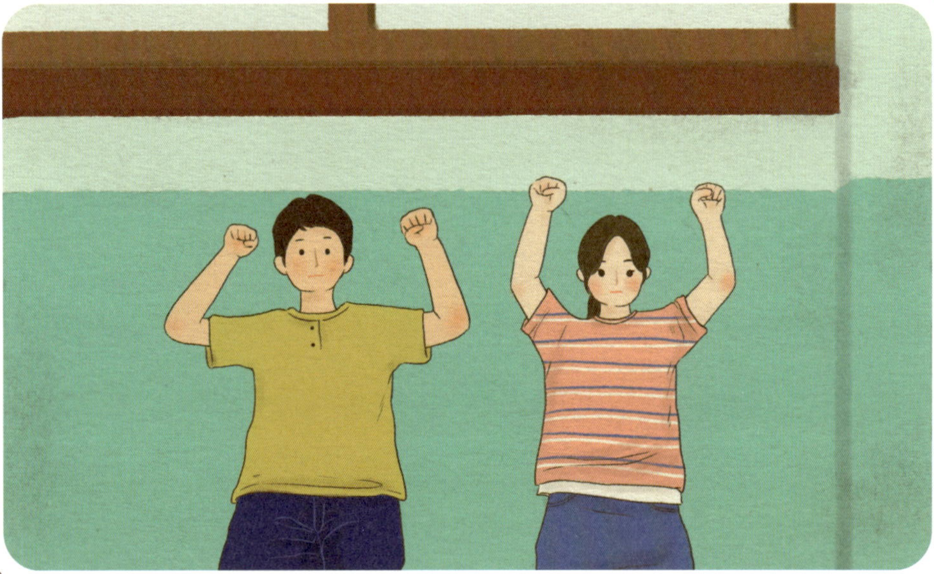

색칠해 보세요

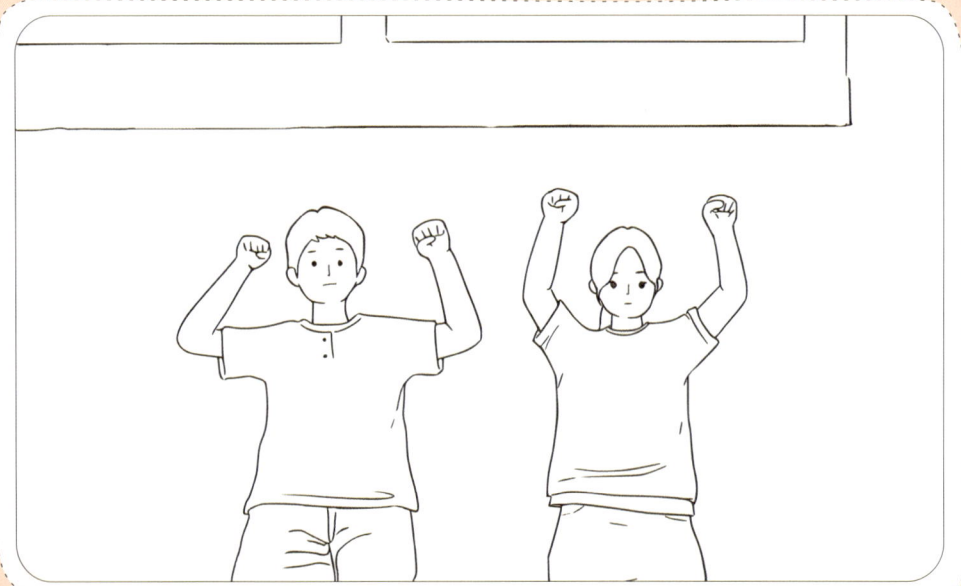

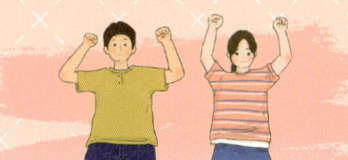

그림의 제목을 지어주세요

생각나는 일이나 사람이 있나요?

예) 소꿉놀이, 고무줄, 비석치기하던 친구 미정이가 생각난다

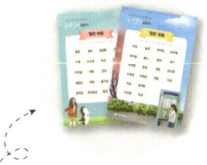

어떤 기분이 들었어요?   함께 들어있는 감정카드를 참고해 작성해주세요

나의 추억을 그림이나 글(시, 편지 등)로 표현해 주세요

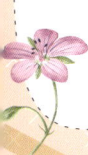

Day 17 '어제'의 추억

● 어제 날짜와 날씨

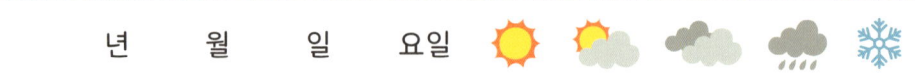
　　　년　　　월　　　일　　　요일

● 어제 일어나고 잠든 시간

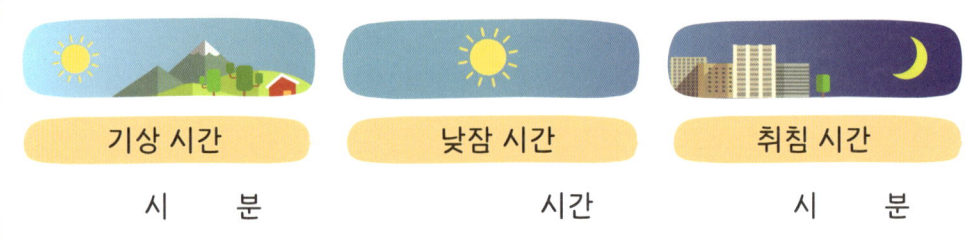

기상 시간	낮잠 시간	취침 시간
시 분	시간	시 분

● 어제 먹은 음식 밥상을 그리고 음식 이름을 적어주세요

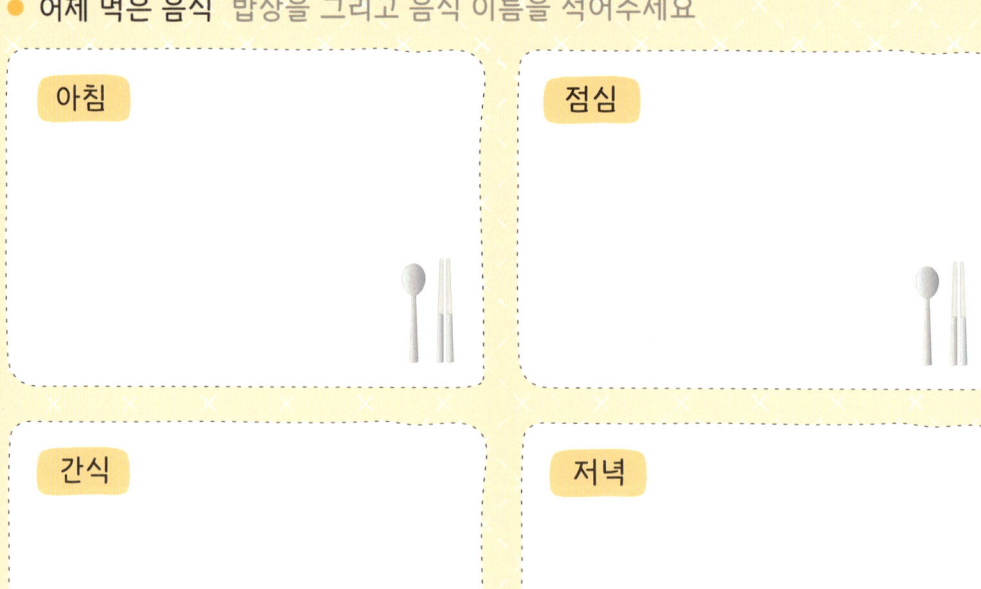

아침

점심

간식

저녁

● 어제 먹은 약   무슨 약인지 적어주세요

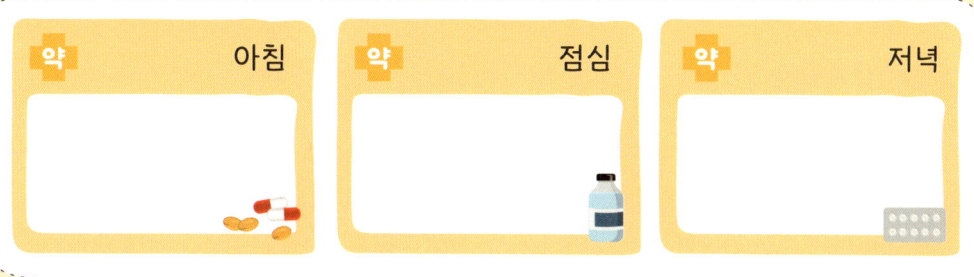

약 아침	약 점심	약 저녁

● 어제 운동한 시간   예) 산책 30분, 헬스 30분

● 어제 느꼈던 기분과 이유   함께 들어있는 감정카드를 참고해 작성해주세요

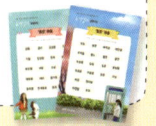

● 어제의 나를 칭찬하거나 감사할 내용   예) 귀찮았지만 운동하러 나가서 대견하다

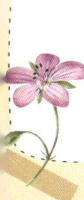

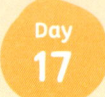 # '어느 날'의 추억

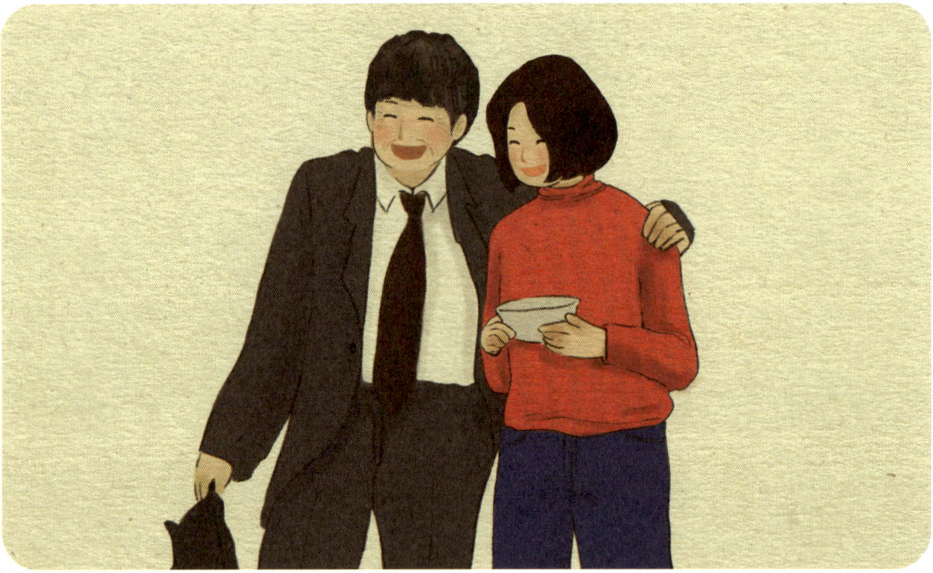

색칠해 보세요

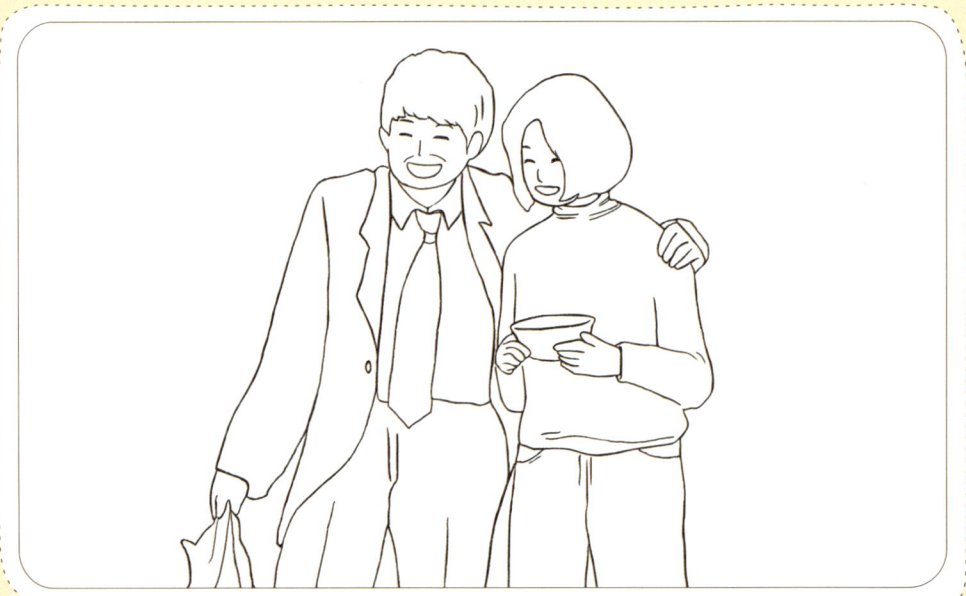

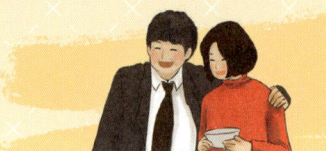

그림의 제목을 지어주세요

생각나는 일이나 사람이 있나요?

예) 소꿉놀이, 고무줄, 비석치기하던 친구 미정이가 생각난다

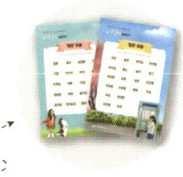

어떤 기분이 들었어요?   함께 들어있는 감정카드를 참고해 작성해주세요

나의 추억을 그림이나 글(시, 편지 등)로 표현해 주세요

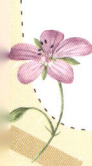

Day 18 '어제'의 추억

● 어제 날짜와 날씨

년   월   일   요일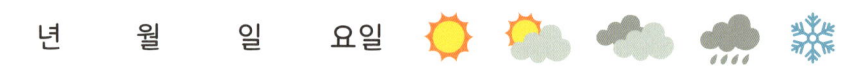

● 어제 일어나고 잠든 시간

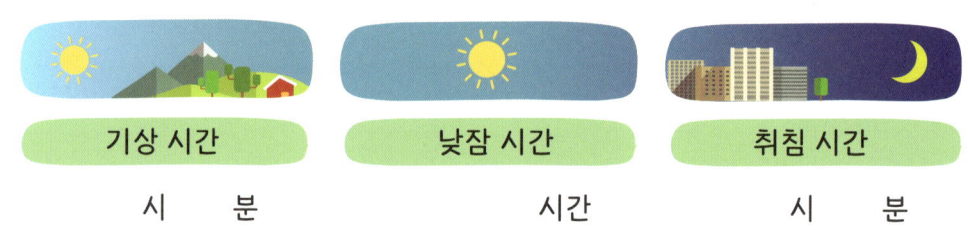

기상 시간	낮잠 시간	취침 시간
시 분	시간	시 분

● 어제 먹은 음식 밥상을 그리고 음식 이름을 적어주세요

아침	점심

간식	저녁

- **어제 먹은 약** 무슨 약인지 적어주세요

- **어제 운동한 시간** 예) 산책 30분, 헬스 30분

- **어제 느꼈던 기분과 이유** 함께 들어있는 감정카드를 참고해 작성해주세요

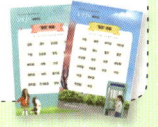

- **어제의 나를 칭찬하거나 감사할 내용** 예) 귀찮았지만 운동하러 나가서 대견하다

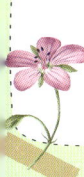

 # '어느 날'의 추억

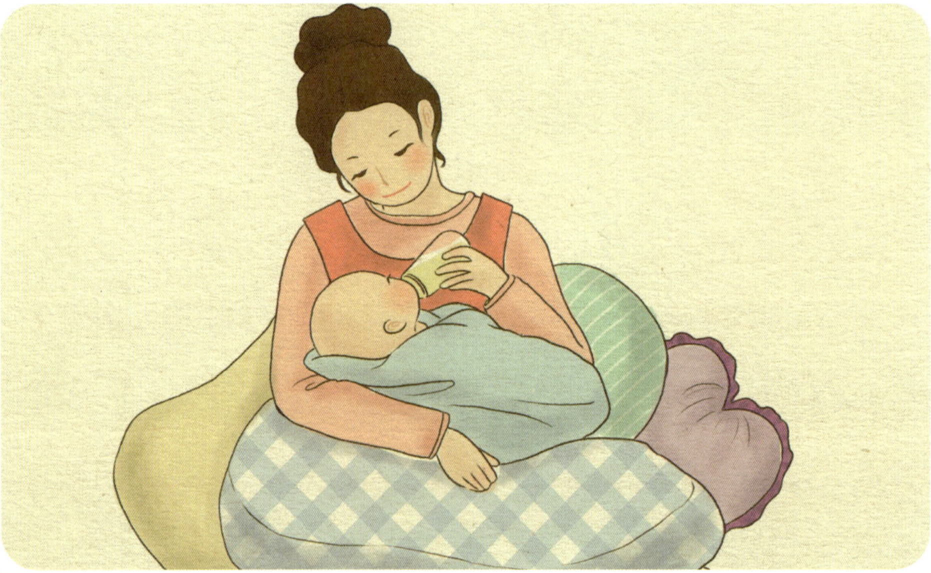

색칠해 보세요

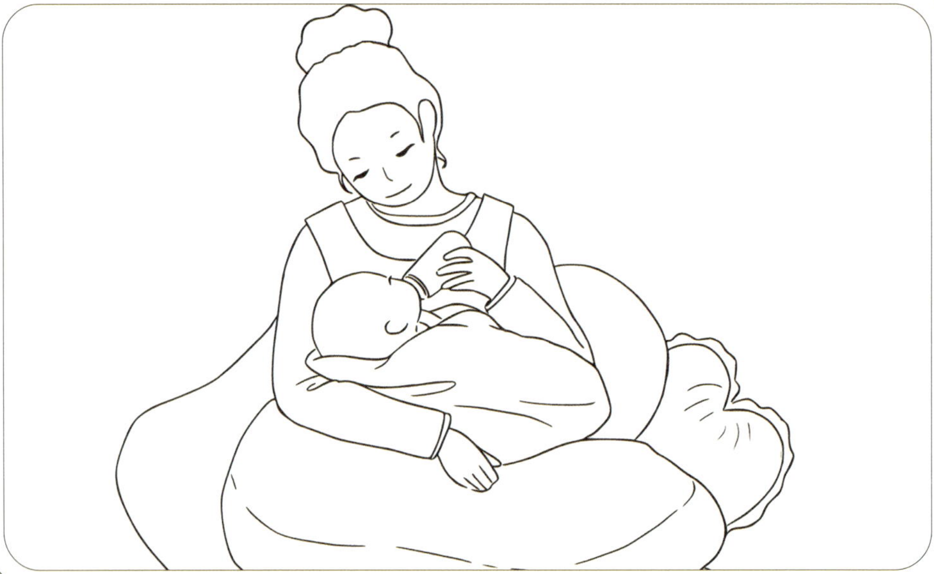

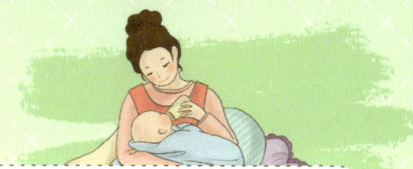

그림의 제목을 지어주세요

생각나는 일이나 사람이 있나요?
예) 소꿉놀이, 고무줄, 비석치기하던 친구 미정이가 생각난다

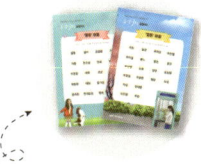

어떤 기분이 들었어요?
함께 들어있는 감정카드를 참고해 작성해주세요

나의 추억을 그림이나 글(시, 편지 등)로 표현해 주세요

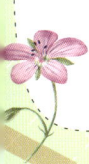

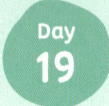

'어제'의 추억

● 어제 날짜와 날씨

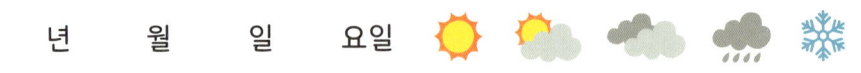

년   월   일   요일

● 어제 일어나고 잠든 시간

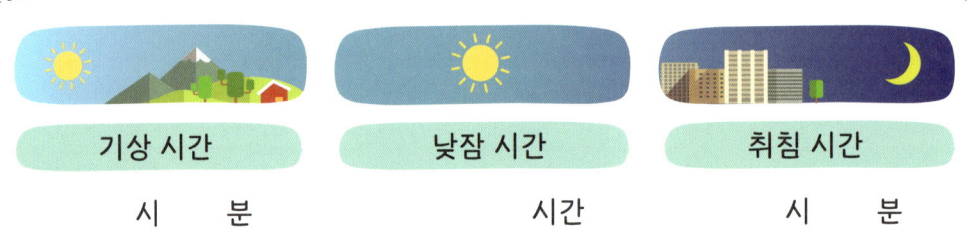

기상 시간	낮잠 시간	취침 시간
시 분	시간	시 분

● 어제 먹은 음식   밥상을 그리고 음식 이름을 적어주세요

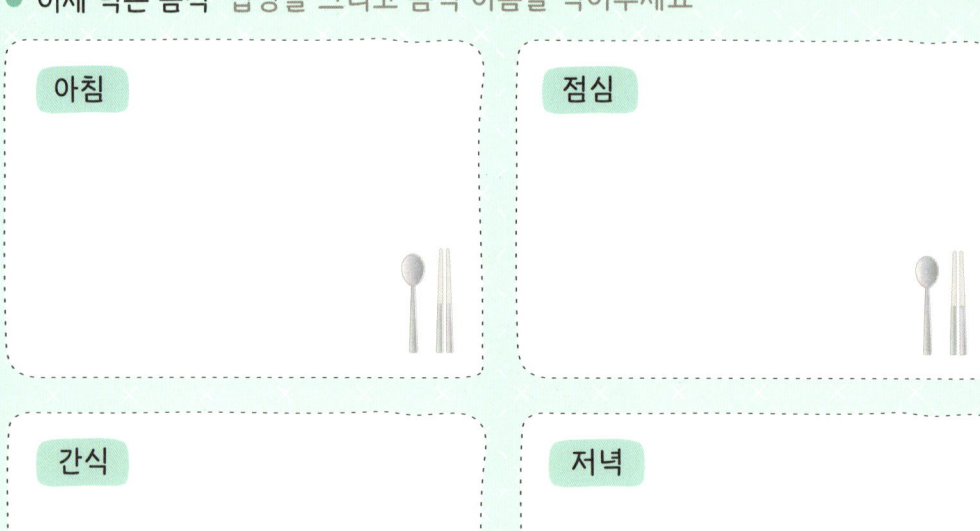

아침

점심

간식

저녁

- **어제 먹은 약** 무슨 약인지 적어주세요

- **어제 운동한 시간** 예) 산책 30분, 헬스 30분

- **어제 느꼈던 기분과 이유** 함께 들어있는 감정카드를 참고해 작성해주세요

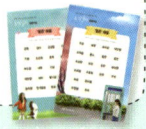

- **어제의 나를 칭찬하거나 감사할 내용** 예) 귀찮았지만 운동하러 나가서 대견하다

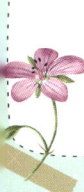

'어느 날'의 추억

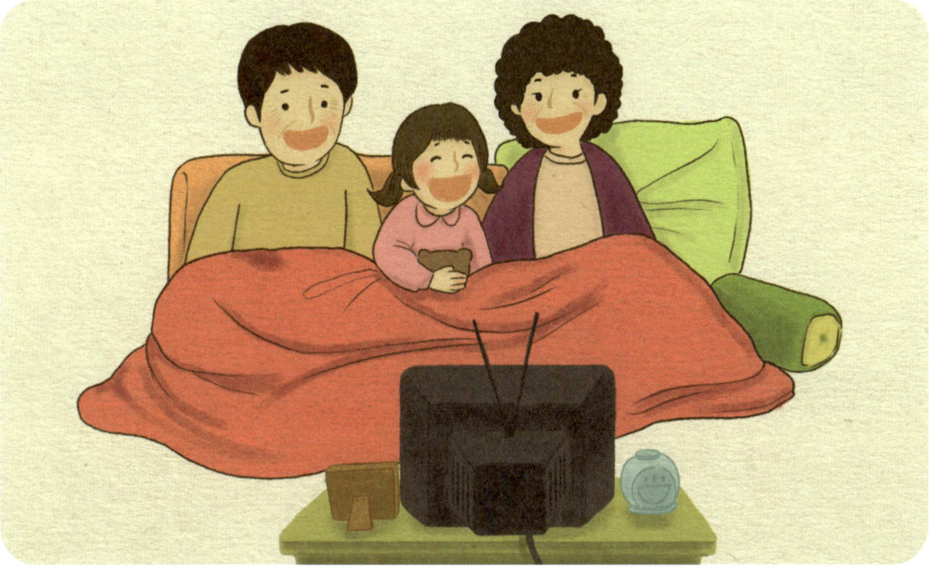

색칠해 보세요

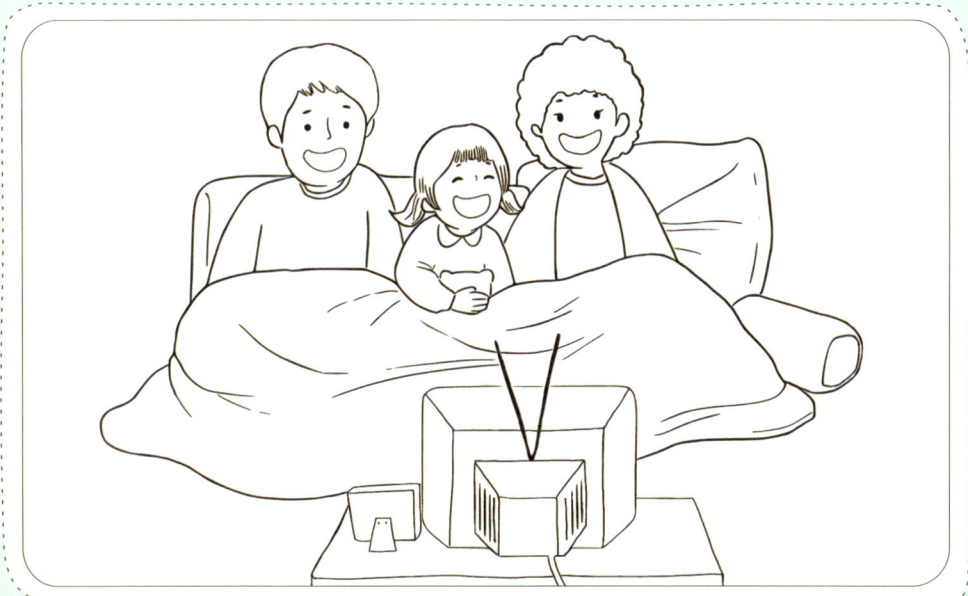

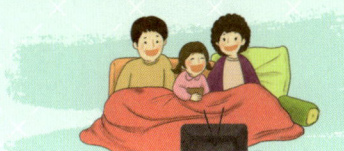

그림의 제목을 지어주세요

생각나는 일이나 사람이 있나요?
예) 소꿉놀이, 고무줄, 비석치기하던 친구 미정이가 생각난다

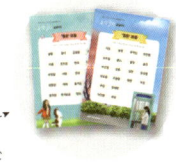

어떤 기분이 들었어요?
함께 들어있는 감정카드를 참고해 작성해주세요

나의 추억을 그림이나 글(시, 편지 등)로 표현해 주세요

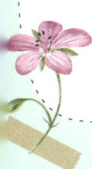

Day 20 '어제'의 추억

● 어제 날짜와 날씨

　　　　년　　　월　　　일　　요일

● 어제 일어나고 잠든 시간

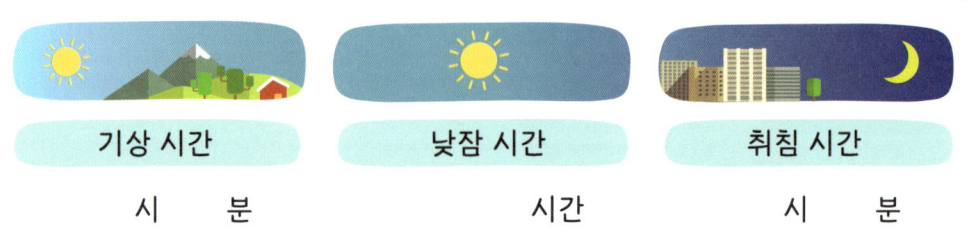

기상 시간	낮잠 시간	취침 시간
시　　분	시간	시　　분

● 어제 먹은 음식　밥상을 그리고 음식 이름을 적어주세요

아침	점심

간식	저녁

- **어제 먹은 약** 무슨 약인지 적어주세요

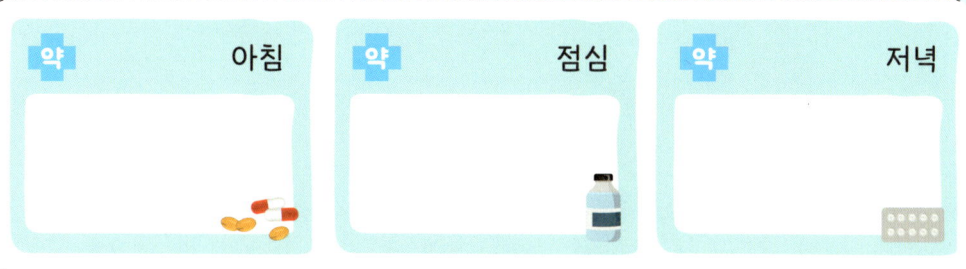

| 약 아침 | 약 점심 | 약 저녁 |

- **어제 운동한 시간** 예) 산책 30분, 헬스 30분

- **어제 느꼈던 기분과 이유** 함께 들어있는 감정카드를 참고해 작성해주세요

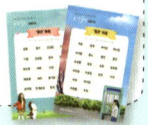

- **어제의 나를 칭찬하거나 감사할 내용** 예) 귀찮았지만 운동하러 나가서 대견하다

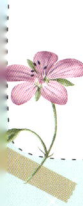

'어느 날'의 추억

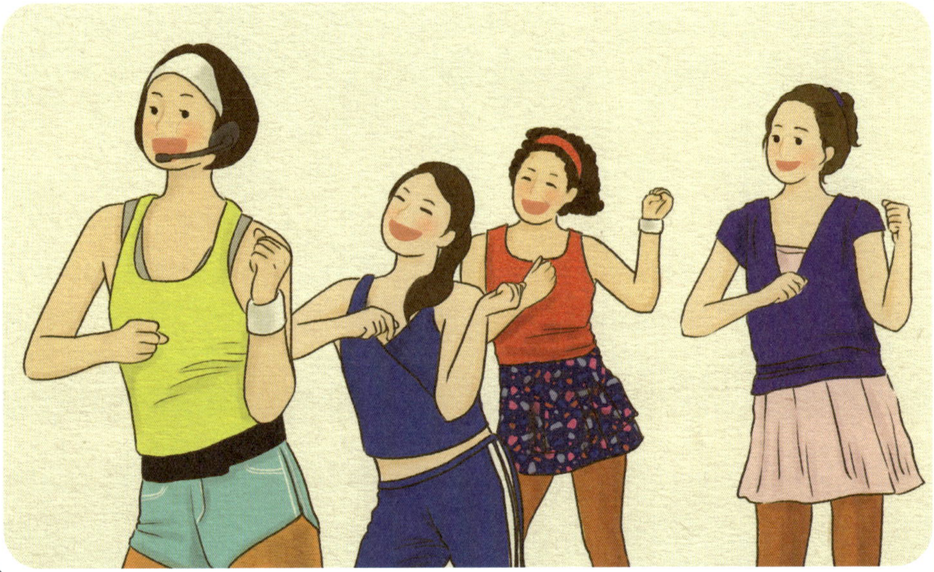

색칠해 보세요

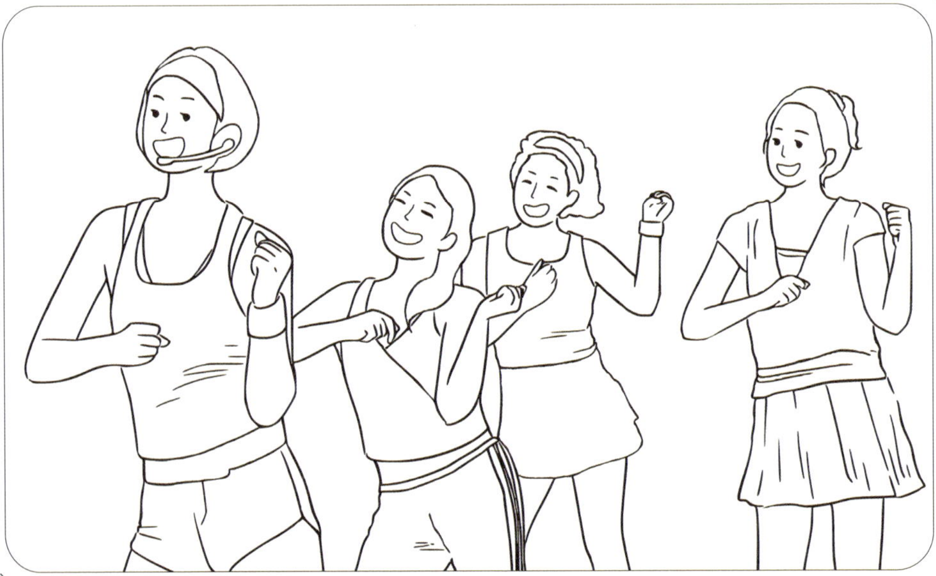

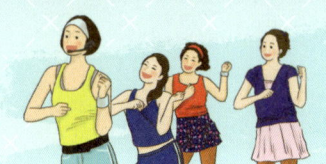

그림의 제목을 지어주세요

생각나는 일이나 사람이 있나요?
예) 소꿉놀이, 고무줄, 비석치기하던 친구 미정이가 생각난다

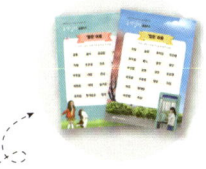

어떤 기분이 들었어요?
함께 들어있는 감정카드를 참고해 작성해주세요

나의 추억을 그림이나 글(시, 편지 등)로 표현해 주세요

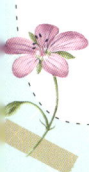

Day 21 '어제'의 추억

- 어제 날짜와 날씨

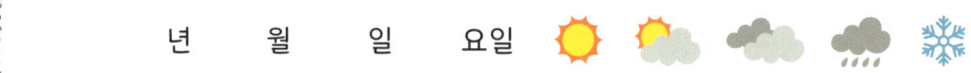

년　　　월　　　일　　　요일

- 어제 일어나고 잠든 시간

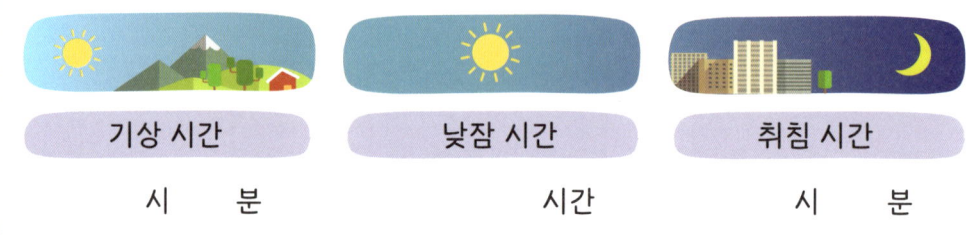

기상 시간	낮잠 시간	취침 시간
시　　분	시간	시　　분

- 어제 먹은 음식　밥상을 그리고 음식 이름을 적어주세요

아침	점심

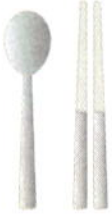

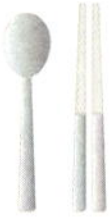

간식	저녁

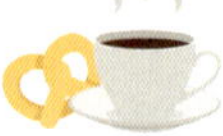

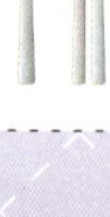

- 어제 먹은 약 무슨 약인지 적어주세요

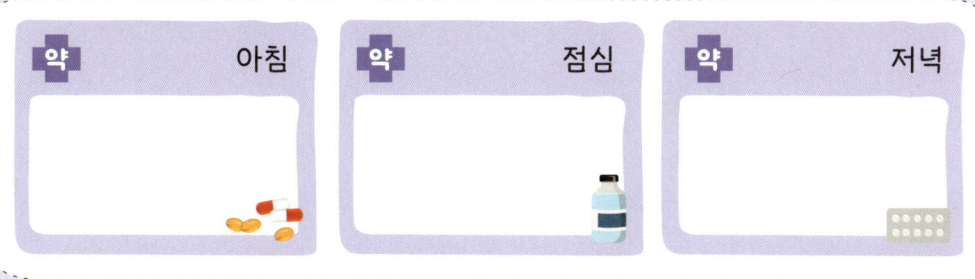

|약 아침|약 점심|약 저녁|

- 어제 운동한 시간 예) 산책 30분, 헬스 30분

- 어제 느꼈던 기분과 이유 함께 들어있는 감정카드를 참고해 작성해주세요

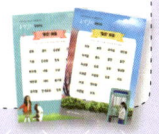

- 어제의 나를 칭찬하거나 감사할 내용 예) 귀찮았지만 운동하러 나가서 대견하다

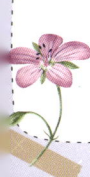

Day 21 '어느 날'의 추억

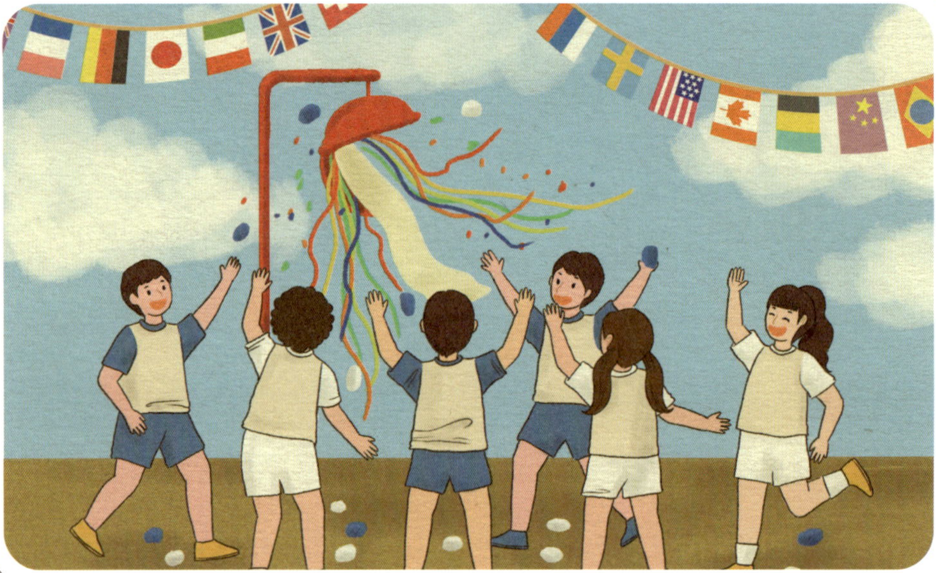

색칠해 보세요

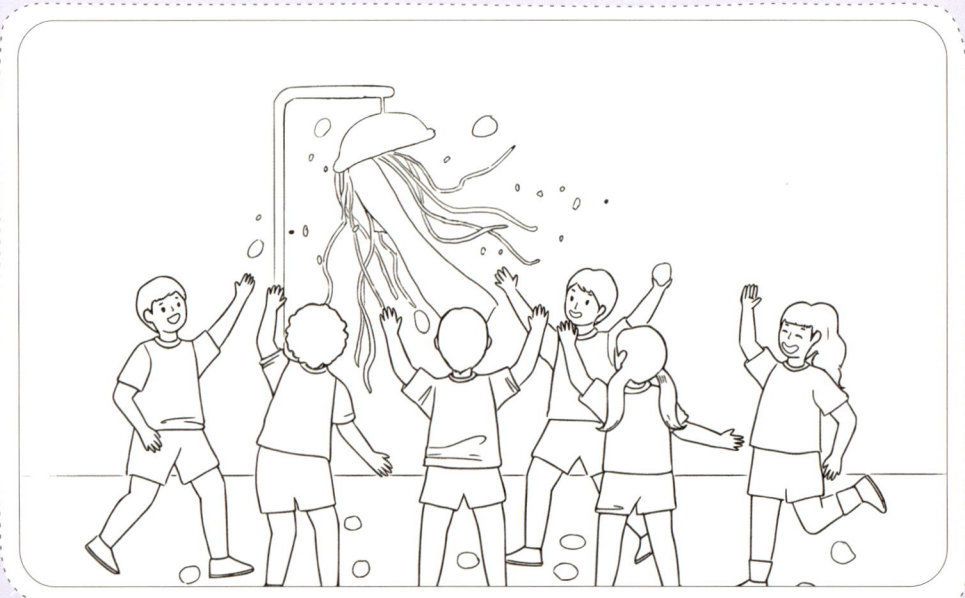

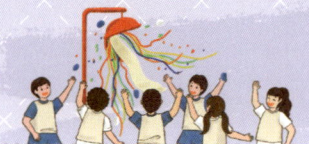

그림의 제목을 지어주세요

생각나는 일이나 사람이 있나요?

예) 소꿉놀이, 고무줄, 비석치기하던 친구 미정이가 생각난다

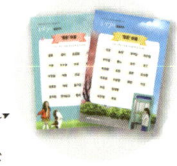

어떤 기분이 들었어요?   함께 들어있는 감정카드를 참고해 작성해주세요

나의 추억을 그림이나 글(시, 편지 등)로 표현해 주세요

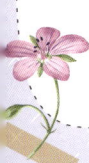

Day 22 '어제'의 추억

● 어제 날짜와 날씨

　　　년　　　월　　　일　　요일

● 어제 일어나고 잠든 시간

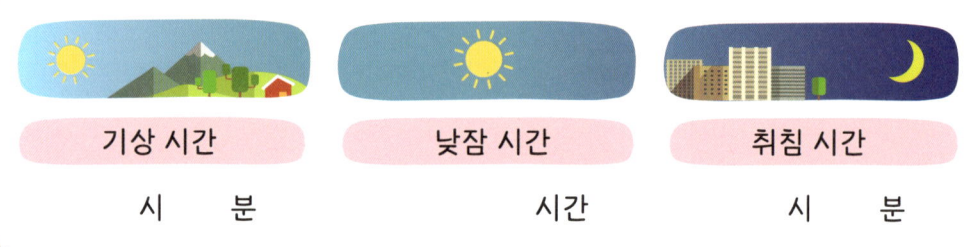

기상 시간	낮잠 시간	취침 시간
시　　분	시간	시　　분

● 어제 먹은 음식 밥상을 그리고 음식 이름을 적어주세요

아침

점심

간식

저녁

● 어제 먹은 약 무슨 약인지 적어주세요

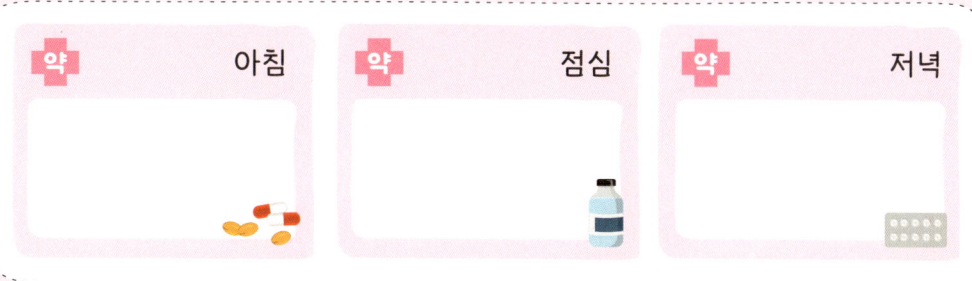

● 어제 운동한 시간 예) 산책 30분, 헬스 30분

● 어제 느꼈던 기분과 이유 함께 들어있는 감정카드를 참고해 작성해주세요

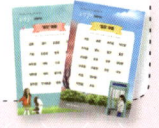

● 어제의 나를 칭찬하거나 감사할 내용 예) 귀찮았지만 운동하러 나가서 대견하다

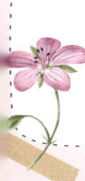

Day 22 '어느 날'의 추억

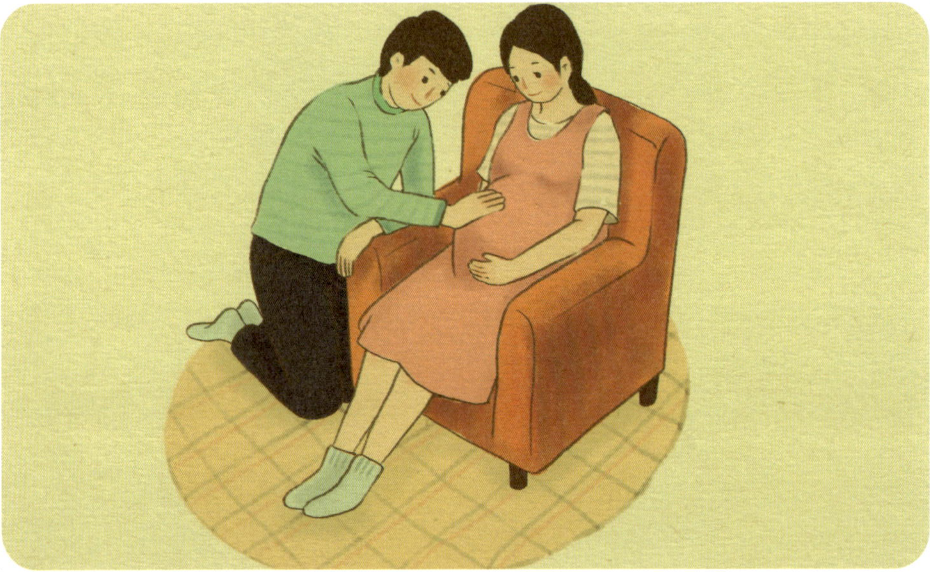

색칠해 보세요

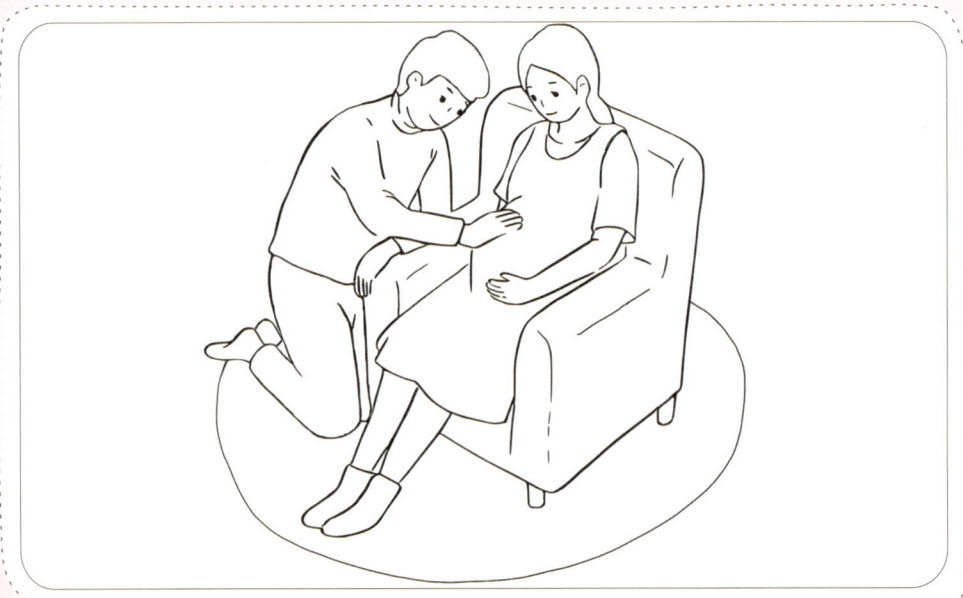

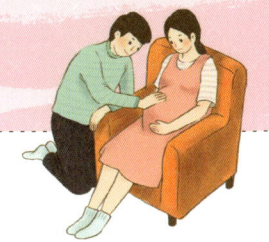

그림의 제목을 지어주세요

생각나는 일이나 사람이 있나요?
예) 소꿉놀이, 고무줄, 비석치기하던 친구 미정이가 생각난다

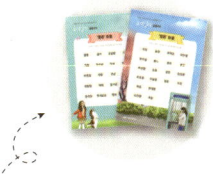

어떤 기분이 들었어요?
함께 들어있는 감정카드를 참고해 작성해주세요

나의 추억을 그림이나 글(시, 편지 등)로 표현해 주세요

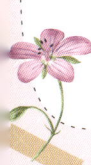

Day 23 '어제'의 추억

● 어제 날짜와 날씨

| 년 | 월 | 일 | 요일 |  |

● 어제 일어나고 잠든 시간

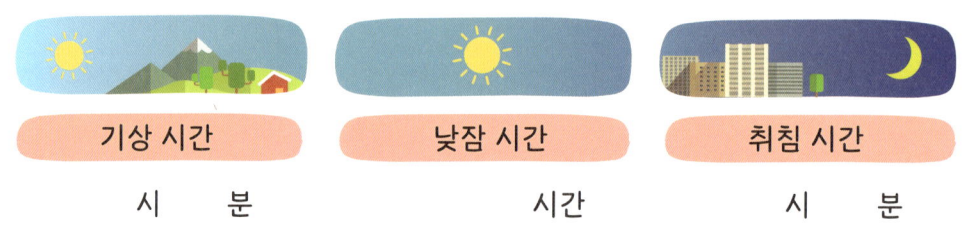

| 기상 시간 | 낮잠 시간 | 취침 시간 |
| 시   분 | 시간 | 시   분 |

● 어제 먹은 음식 밥상을 그리고 음식 이름을 적어주세요

아침

점심

간식

저녁

● 어제 먹은 약 무슨 약인지 적어주세요

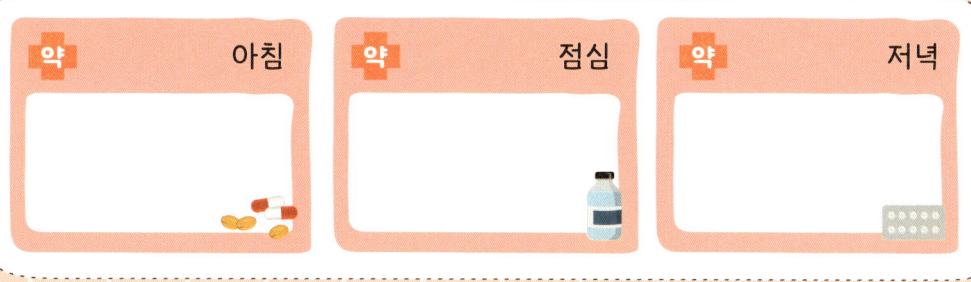

● 어제 운동한 시간 예) 산책 30분, 헬스 30분

● 어제 느꼈던 기분과 이유 함께 들어있는 감정카드를 참고해 작성해주세요

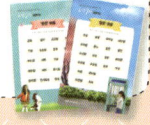

● 어제의 나를 칭찬하거나 감사할 내용 예) 귀찮았지만 운동하러 나가서 대견하다

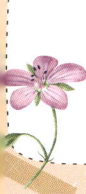

'어느 날'의 추억

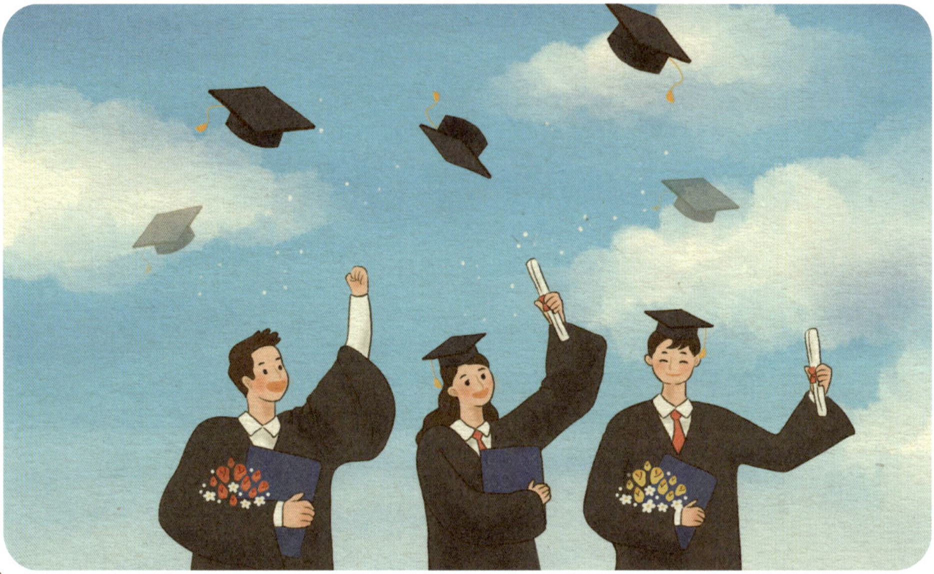

색칠해 보세요

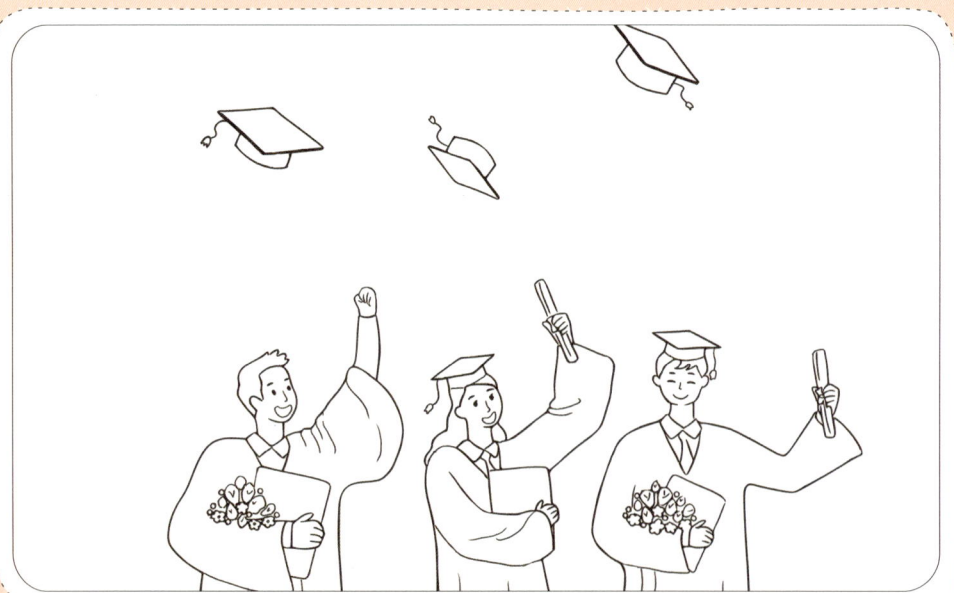

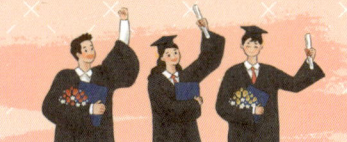

그림의 제목을 지어주세요

생각나는 일이나 사람이 있나요?
예) 소꿉놀이, 고무줄, 비석치기하던 친구 미정이가 생각난다

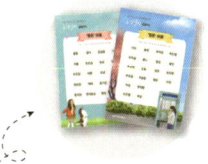

어떤 기분이 들었어요?
함께 들어있는 감정카드를 참고해 작성해주세요

나의 추억을 그림이나 글(시, 편지 등)로 표현해 주세요

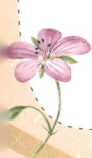

Day 24

'어제'의 추억

● 어제 날짜와 날씨

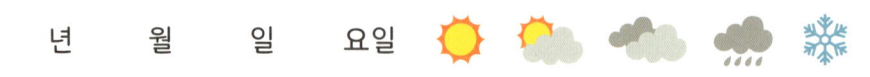

년 월 일 요일

● 어제 일어나고 잠든 시간

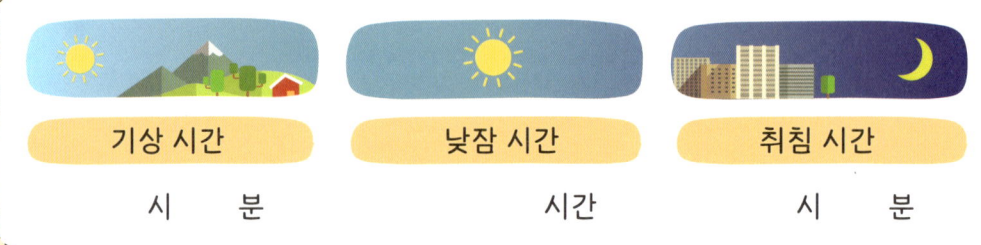

기상 시간	낮잠 시간	취침 시간
시 분	시간	시 분

● 어제 먹은 음식 밥상을 그리고 음식 이름을 적어주세요

아침

점심

간식

저녁

● **어제 먹은 약** 무슨 약인지 적어주세요

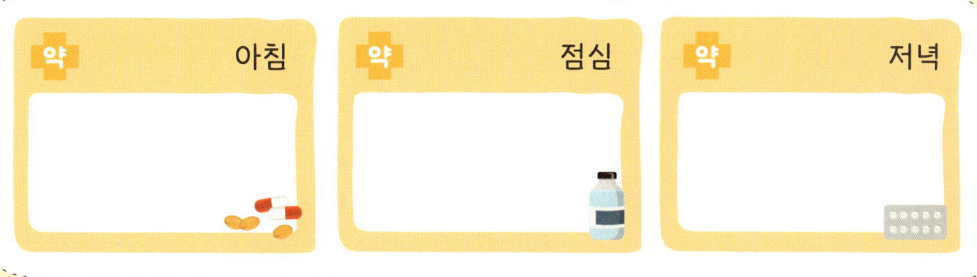

● **어제 운동한 시간** 예) 산책 30분, 헬스 30분

● **어제 느꼈던 기분과 이유** 함께 들어있는 감정카드를 참고해 작성해주세요

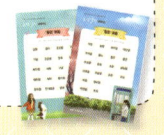

● **어제의 나를 칭찬하거나 감사할 내용** 예) 귀찮았지만 운동하러 나가서 대견하다

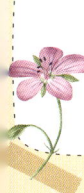

'어느 날'의 추억

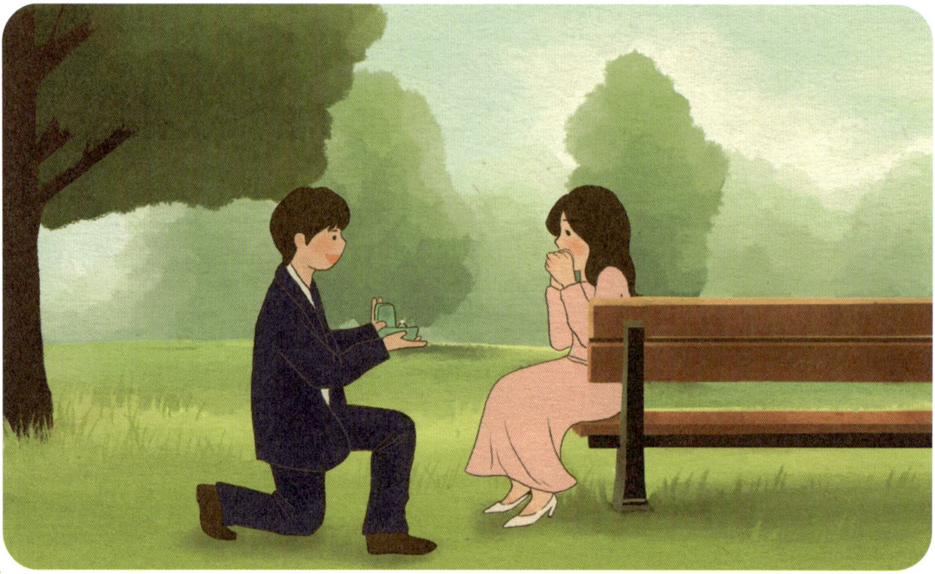

색칠해 보세요

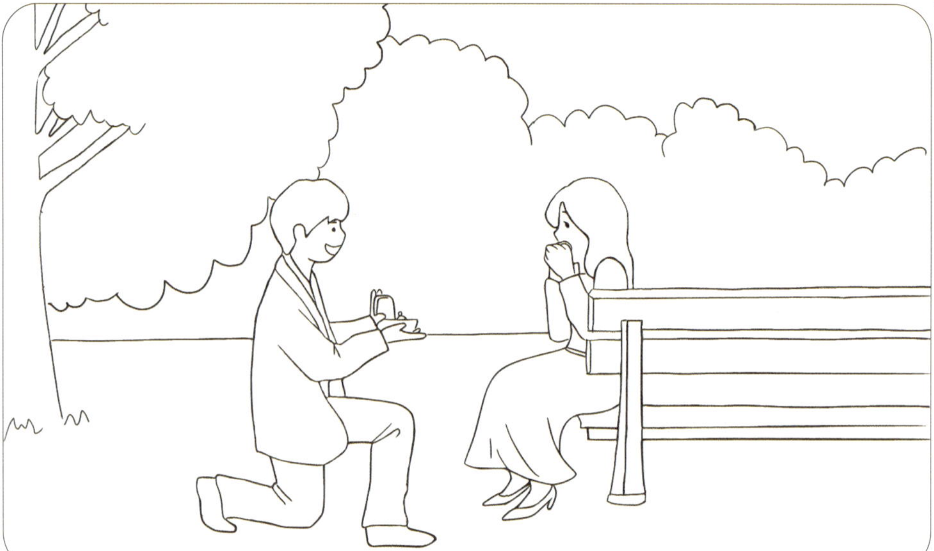

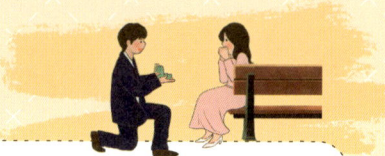

그림의 제목을 지어주세요

생각나는 일이나 사람이 있나요?
예) 소꿉놀이, 고무줄, 비석치기하던 친구 미정이가 생각난다

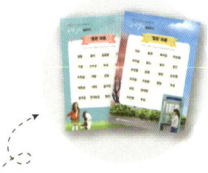

어떤 기분이 들었어요?
함께 들어있는 감정카드를 참고해 작성해주세요

나의 추억을 그림이나 글(시, 편지 등)로 표현해 주세요

Day 25

'어제'의 추억

어제 날짜와 날씨

년 월 일 요일

어제 일어나고 잠든 시간

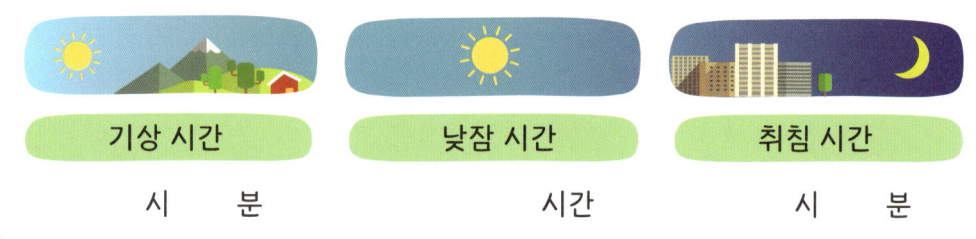

기상 시간

시 분

낮잠 시간

시간

취침 시간

시 분

어제 먹은 음식 밥상을 그리고 음식 이름을 적어주세요

아침

점심

간식

저녁

● 어제 먹은 약 무슨 약인지 적어주세요

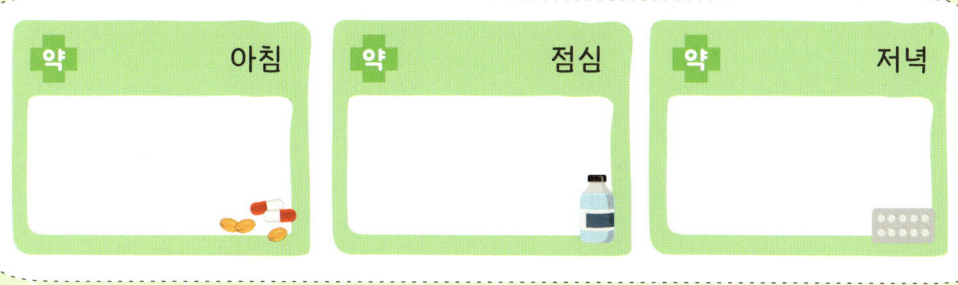

● 어제 운동한 시간 예) 산책 30분, 헬스 30분

● 어제 느꼈던 기분과 이유 함께 들어있는 감정카드를 참고해 작성해주세요

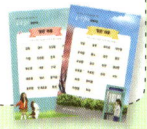

● 어제의 나를 칭찬하거나 감사할 내용 예) 귀찮았지만 운동하러 나가서 대견하다

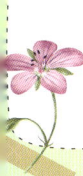

'어느 날'의 추억

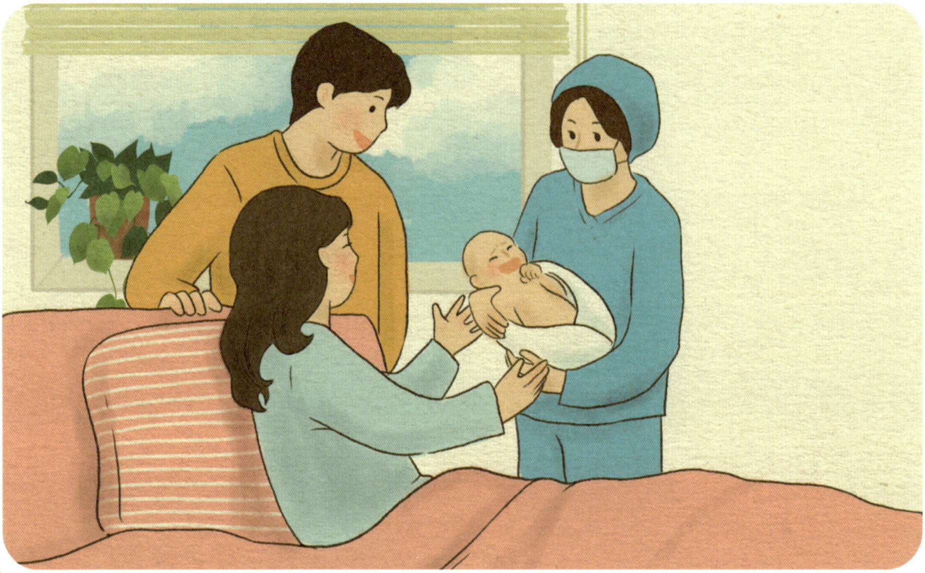

색칠해 보세요

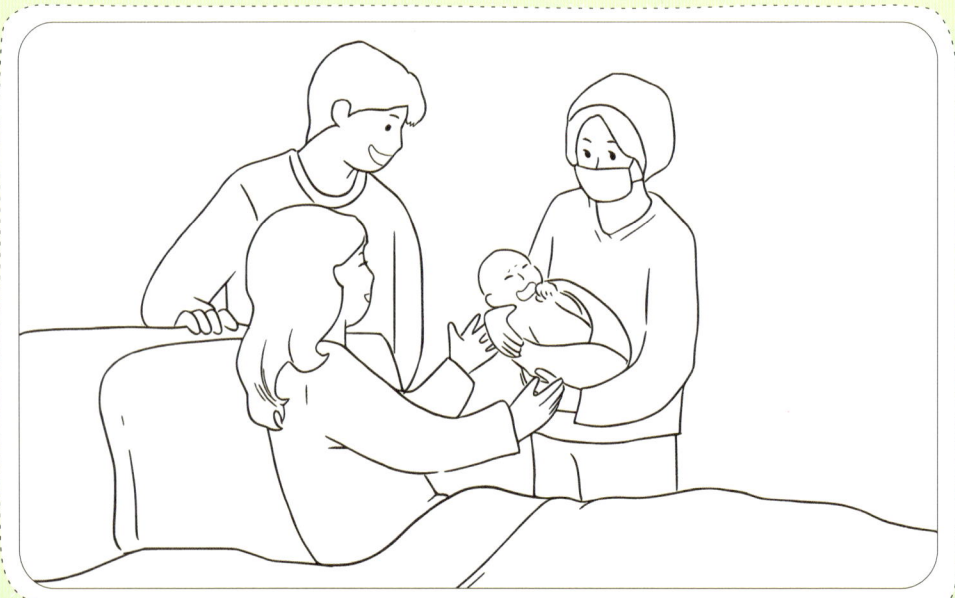

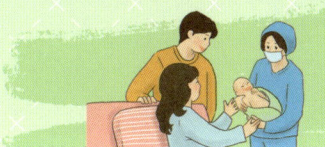

그림의 제목을 지어주세요

생각나는 일이나 사람이 있나요?
예) 소꿉놀이, 고무줄, 비석치기하던 친구 미정이가 생각난다

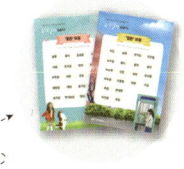

어떤 기분이 들었어요?
함께 들어있는 감정카드를 참고해 작성해주세요

나의 추억을 그림이나 글(시, 편지 등)로 표현해 주세요

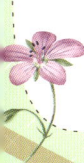

Day 26

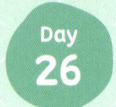

'어제'의 추억

● 어제 날짜와 날씨

년 월 일 요일

● 어제 일어나고 잠든 시간

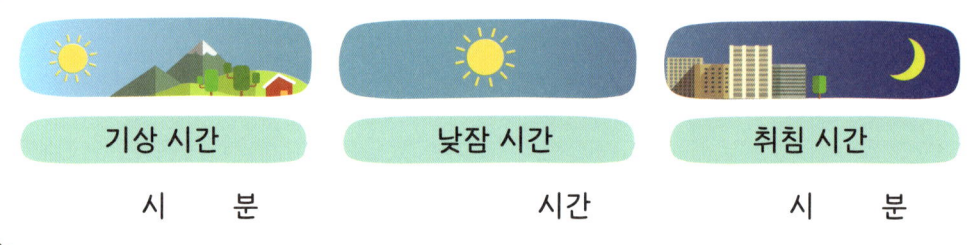

기상 시간

시 분

낮잠 시간

시간

취침 시간

시 분

● 어제 먹은 음식 밥상을 그리고 음식 이름을 적어주세요

아침

점심

간식

저녁

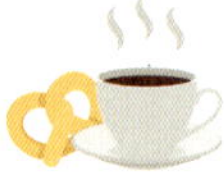

- 어제 먹은 약   무슨 약인지 적어주세요

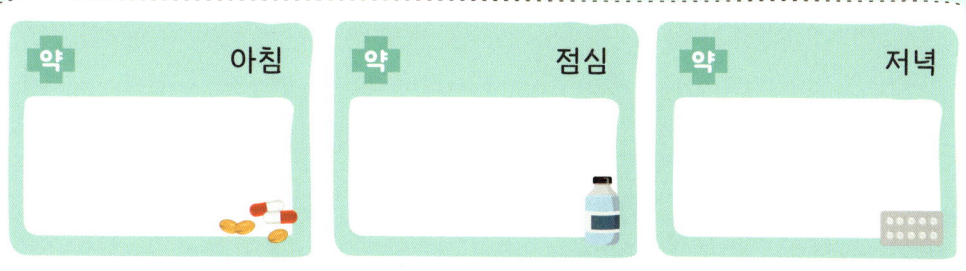

- 어제 운동한 시간   예) 산책 30분, 헬스 30분

- 어제 느꼈던 기분과 이유   함께 들어있는 감정카드를 참고해 작성해주세요

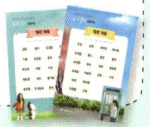

- 어제의 나를 칭찬하거나 감사할 내용   예) 귀찮았지만 운동하러 나가서 대견하다

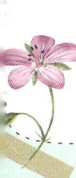

'어느 날'의 추억

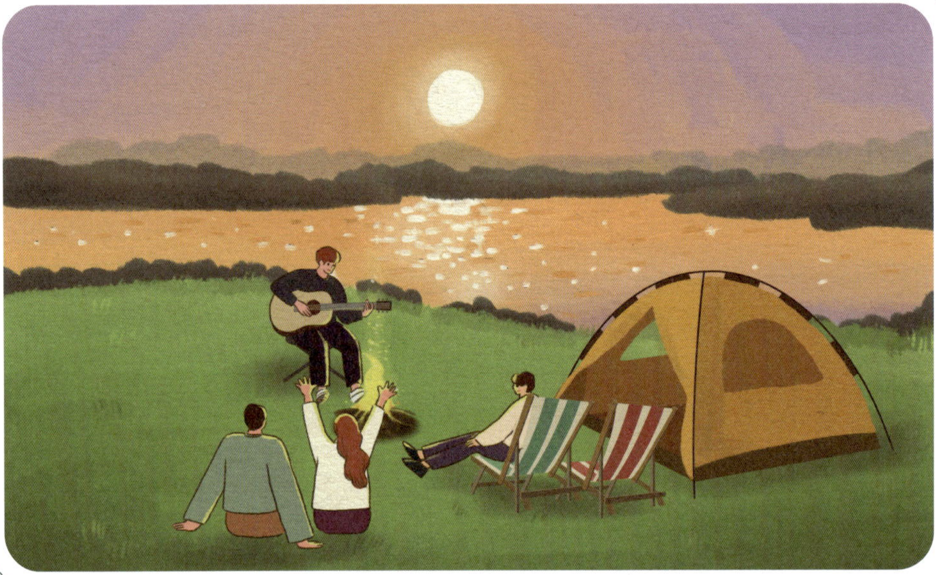

색칠해 보세요

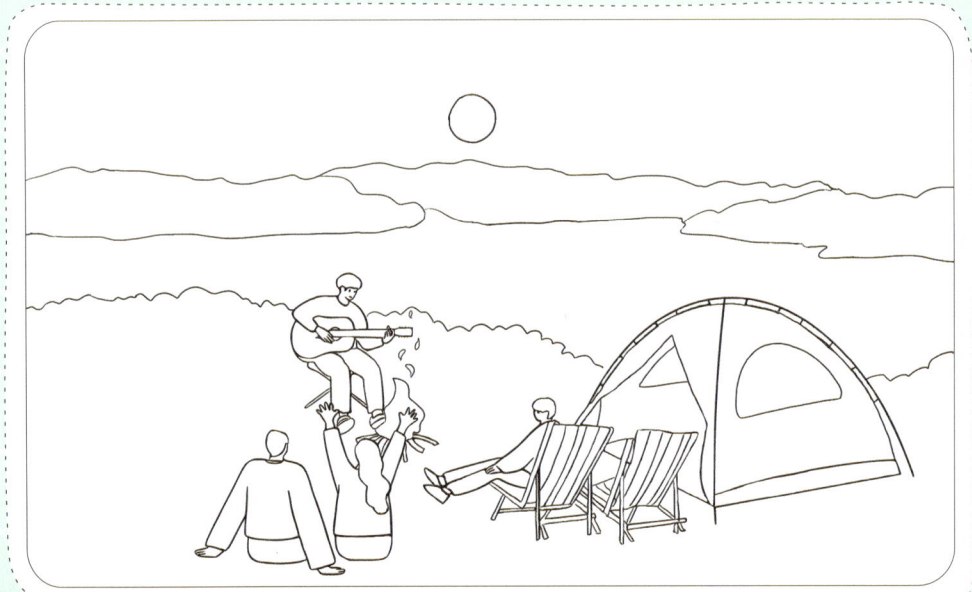

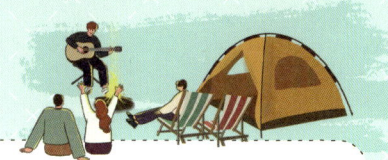

그림의 제목을 지어주세요

생각나는 일이나 사람이 있나요?
예) 소꿉놀이, 고무줄, 비석치기하던 친구 미정이가 생각난다

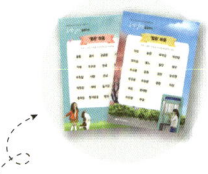

어떤 기분이 들었어요?
함께 들어있는 감정카드를 참고해 작성해주세요

나의 추억을 그림이나 글(시, 편지 등)로 표현해 주세요

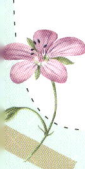

Day 27 '어제'의 추억

● 어제 날짜와 날씨

년   월   일   요일

● 어제 일어나고 잠든 시간

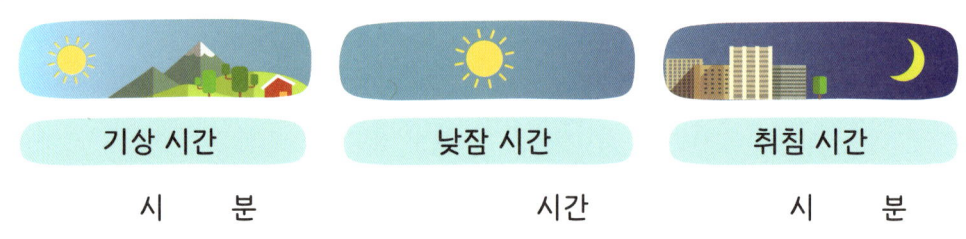

기상 시간	낮잠 시간	취침 시간
시 분	시간	시 분

● 어제 먹은 음식 밥상을 그리고 음식 이름을 적어주세요

아침

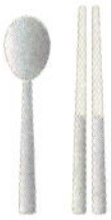

점심

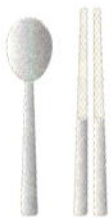

간식

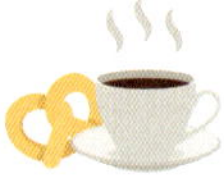

저녁

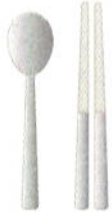

● **어제 먹은 약** 무슨 약인지 적어주세요

● **어제 운동한 시간** 예) 산책 30분, 헬스 30분

● **어제 느꼈던 기분과 이유** 함께 들어있는 감정카드를 참고해 작성해주세요

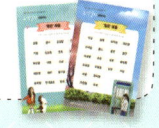

● **어제의 나를 칭찬하거나 감사할 내용** 예) 귀찮았지만 운동하러 나가서 대견하다

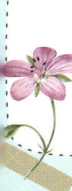

'어느 날'의 추억

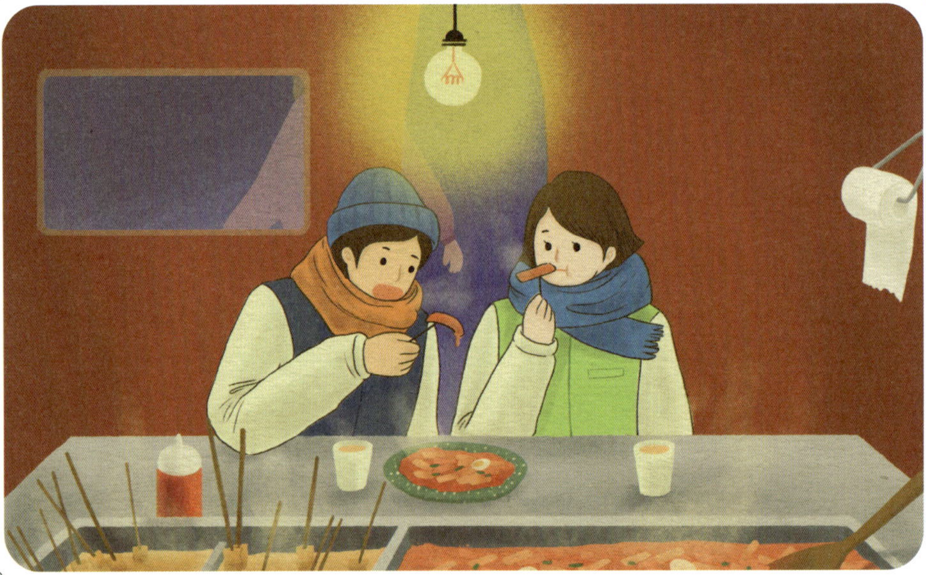

색칠해 보세요

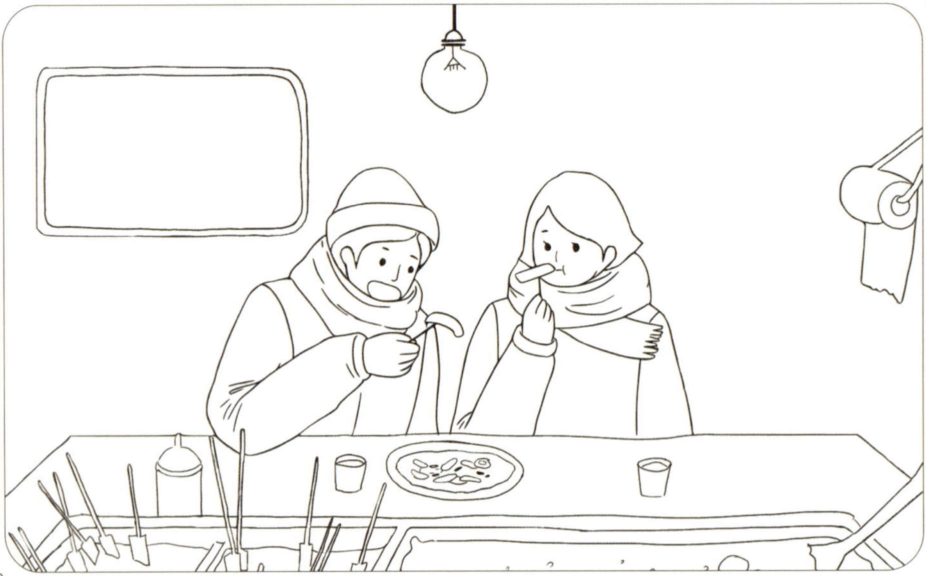

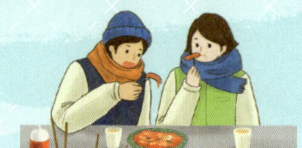

그림의 제목을 지어주세요

생각나는 일이나 사람이 있나요?
예) 소꿉놀이, 고무줄, 비석치기하던 친구 미정이가 생각난다

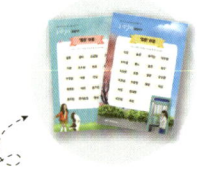

어떤 기분이 들었어요?
함께 들어있는 감정카드를 참고해 작성해주세요

나의 추억을 그림이나 글(시, 편지 등)로 표현해 주세요

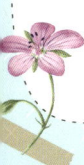

Day 28 '어제'의 추억

● 어제 날짜와 날씨

| 년 | 월 | 일 | 요일 | 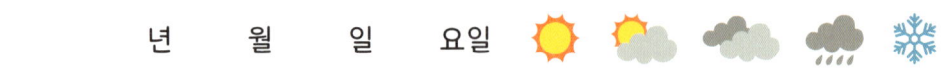 |

● 어제 일어나고 잠든 시간

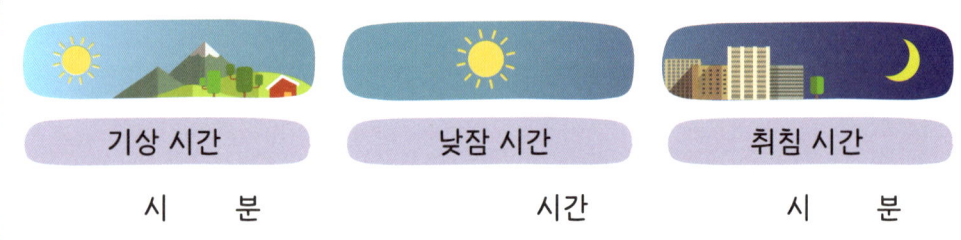

| 기상 시간 | 낮잠 시간 | 취침 시간 |
| 시 분 | 시간 | 시 분 |

● 어제 먹은 음식 밥상을 그리고 음식 이름을 적어주세요

| 아침 | 점심 |

| 간식 | 저녁 |

- 어제 먹은 약 무슨 약인지 적어주세요

약 아침	약 점심	약 저녁

- 어제 운동한 시간 예) 산책 30분, 헬스 30분

- 어제 느꼈던 기분과 이유 함께 들어있는 감정카드를 참고해 작성해주세요

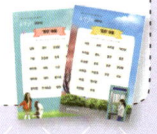

- 어제의 나를 칭찬하거나 감사할 내용 예) 귀찮았지만 운동하러 나가서 대견하다

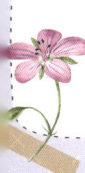

'어느 날'의 추억

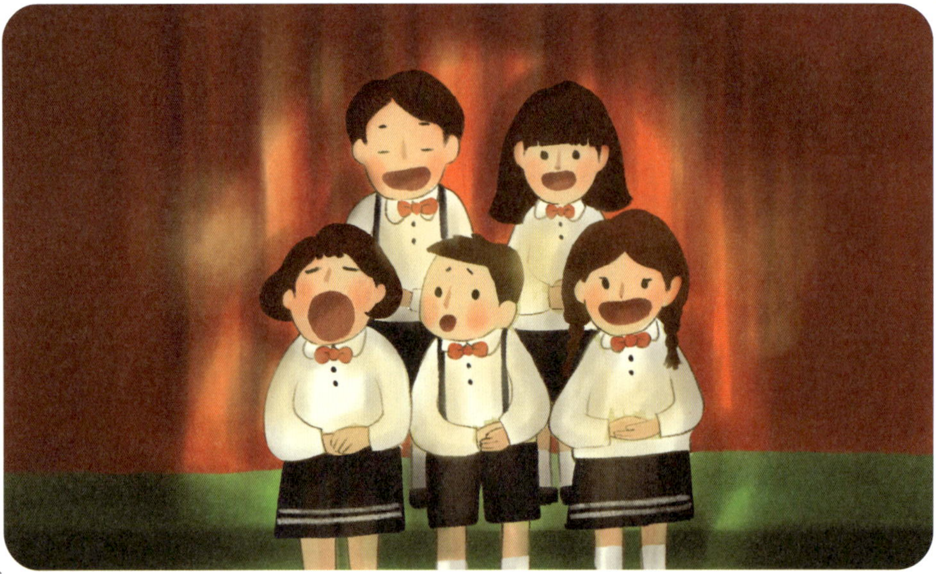

색칠해 보세요

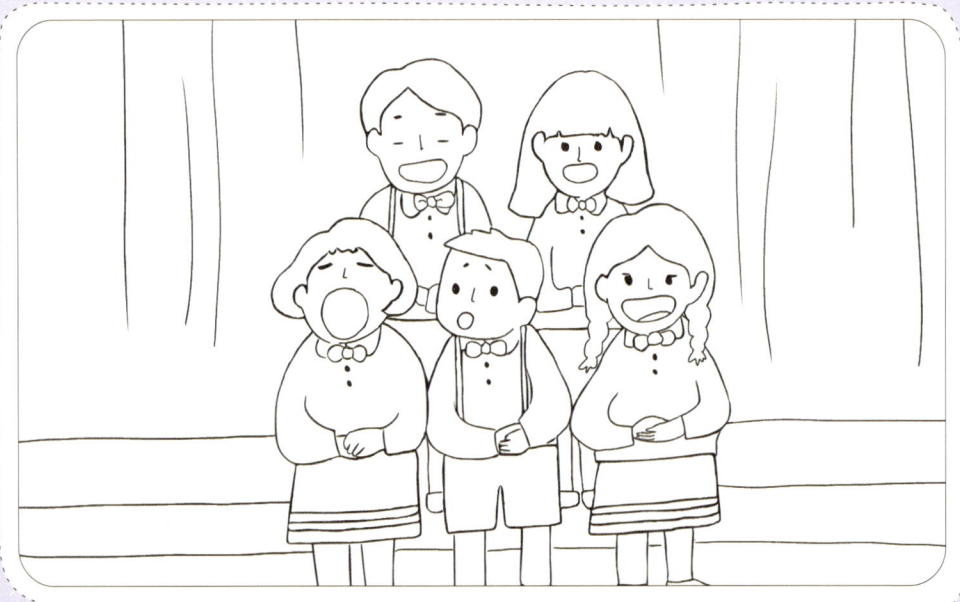

그림의 제목을 지어주세요

생각나는 일이나 사람이 있나요?

예) 소꿉놀이, 고무줄, 비석치기하던 친구 미정이가 생각난다

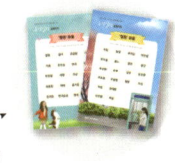

어떤 기분이 들었어요?   함께 들어있는 감정카드를 참고해 작성해주세요

나의 추억을 그림이나 글(시, 편지 등)로 표현해 주세요

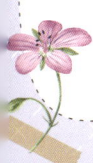

신은 우리에게 추억을 주셨기에,
우리는 한겨울에도 장미를 품을 수 있다.

– J.M. 배리 –

어제 그리고 과거 어느 날에 대한 4주의 추억

추억일기

초판 발행 2025년 7월

일러스트 안지영
디 자 인 조희경
기획개발 박지영

펴낸곳 (주)콜라보위더스
주 소 서울특별시 송파구 충민로 66, F동 8층 8011호
전 화 02-575-3377
가 격 10,000원

ISBN 979-11-968953-9-6 03650

이 책의 판권은 콜라보위더스에 있습니다.
본 책 내용의 전부 또는 일부를 재사용하려면 반드시 저작권자의 서면 동의를 받아야 합니다.

HRD# 에이치알디샾
www.hrdsharp-mall.com